活得健全和健康

帮你摆脱疾病的伤害和困扰

Living Abled & Healthy

Your Guide to Injury & Illness Recovery

原　著　Christopher R. Brigham
　　　　Henry Bennett
主　译　韩修武
副主译　朱绪辉　王建文
译　者　韩修武　王建文　朱绪辉
　　　　李　涛　李彦生　张　鹏
　　　　善　辉　陈元浩　王思远
秘　书　善　辉

人民卫生出版社

敬　告

本着忠实于原著的精神，译者在翻译时尽量不对原著内容做删减。然而由于著者所在国与我国的国情不同，因此一些问题的处理原则与方法，尤其是涉及宗教信仰、民族政策、伦理道德或法律法规时，仅供读者了解，不能作为法律依据。读者在遇到实际问题时应根据国内相关法律法规和医疗标准进行适当处理。

图书在版编目（CIP）数据

活得健全和健康：帮你摆脱疾病的伤害和困扰 /（美）布里格姆（Brigham，C.R.）原著；韩修武主译．—北京：人民卫生出版社，2016
ISBN 978-7-117-22121-4

Ⅰ.①活…　Ⅱ.①布…②韩…　Ⅲ.①保健－基本知识
Ⅳ.①R161

中国版本图书馆 CIP 数据核字（2016）第 032012 号

人卫社官网	www.pmph.com	出版物查询，在线购书
人卫医学网	www.ipmph.com	医学考试辅导，医学数据库服务，医学教育资源，大众健康资讯

图字：01-2015-0574

活得健全和健康

帮你摆脱疾病的伤害和困扰

主　　译：韩修武
出版发行：人民卫生出版社（中继线 010-59780011）
地　　址：北京市朝阳区潘家园南里 19 号
邮　　编：100021
E - mail：pmph @ pmph.com
购书热线：010-59787592　010-59787584　010-65264830
印　　刷：三河市尚艺印装有限公司
经　　销：新华书店
开　　本：710 × 1000　1/16　　**印张：**10
字　　数：169 千字
版　　次：2016 年 5 月第 1 版　2016 年 5 月第 1 版第 1 次印刷
标准书号：ISBN 978-7-117-22121-4/R · 22122
定　　价：39.00 元

打击盗版举报电话：010-59787491　E-mail：WQ @ pmph.com
（凡属印装质量问题请与本社市场营销中心联系退换）

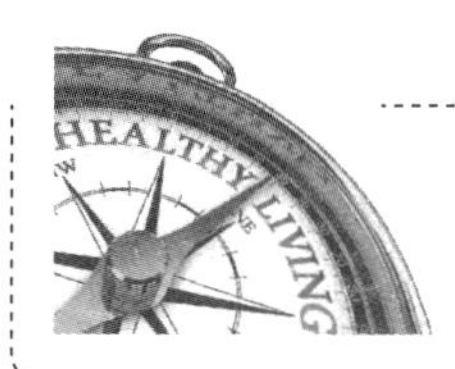

对本书的前期好评

《活得健全和健康》是一本实用的科普书，用通俗易懂的方式，指导受伤的或生病的人及其家属如何面对伤痛及疾病的挑战，并尽可能全面地恢复。对于普通大众，尤其是受伤或生病的个人而言，这本书非常全面和专业，满足了他们真正的需求。

—布莱恩·古德伊尔博士(心理学家，HI)

《活得健全和健康》提出了一个每个人都需要听的重要消息——我们现在的残疾管理体系会不经意间制造残疾，而不是治愈那些应该是临时的伤害。《活得健全和健康》解释了残疾系统的动态变化。这应该是每一个医学生、保险理算员、律师、职业康复顾问、听证官员必读之书！“作为一个职业医生，我处理工人受伤补偿多年。我开始理解那些把受伤的工人残疾从急性损伤推向永久性损伤的刺激因素。《活得健全和健康》清晰地阐明了其演变过程是如何进行的，即使受伤的工人和医生都有最好的意图。如果这本书哪怕阻止了一个受伤的工人成为终身残疾，这本书的价值将是其成本的几千倍。”

—查克·凯利，医学博士、公共卫生学硕士、工商管理学硕士
(Outrigger 企业公司的董事长)

《活得健全和健康》将提供的一个场所一起讨论所有围绕我们残疾体系的问题和紧张关系——尤其是那些有关工伤补偿的问题。《活得健全和健康》提供的全面整体的治疗是独一无二的，不仅对伤者、残疾人和他们的亲人非常重要，并且对工伤补偿社区的成员而言也是很重要的。”

—尊贵的大卫 B·托里(工伤法官和法律副教授，PA)

“这本书对于那些真正想要健康的人而言是一本圣经。”

—Averyl·沃利斯(医疗消费者，FL)

《活得健全和健康》目的是提供一本全面和有用的书帮助那些深陷工人补偿体系的人——这些人感到不知所措、沮丧、愤怒和害怕。通过解释这个系统是如何工作或者不工作的，我们的身体和思想如何运作的，这本书为我们提供

了实用的建议。《活得健全和健康》带来了希望，给读者提供了支持他们生活的有用工具。通过对补偿制度、工伤、最新的身心科学等丰富知识的描述，作者指出了一条走出隧道的路。”

—马科斯·伊格莱西亚斯博士，MMM

（工人的赔偿和职业医学医疗主任，中西部的雇主保险公司）

当我们面临各种残疾体系的众多变化时，《活得健全和健康》对读者而言是一个美妙的和前所未有的指导，帮助我们解决治疗伤害和潜在残疾的这一复杂过程。它用坦率直白的方式强调了在各种体系中参与者微妙的人为因素和刺激因素，这与作者的终极目标相一致，即让所有的病人能够控制他们的局面以避免受到不必要的伤害。每个人都会从这种巨大的努力中受益，对于那些在残疾系统工作人员和进入那些任何系统都可以成为雷区的患者而言，都必须阅读这本书！”

—鲍勃·斯蒂歌特（万豪国际集团负责伤亡索赔的前副总裁）

“发人深思的和有争议的，留下并非毫发无损完美的人或事。”

—史蒂文·巴毕茨基，法学博士（SEAK 有限公司的董事长）

“《活得健全和健康》是说我读过的第一本公开和坦诚地谈及营养的重要性、心态的价值、疼痛的概念和感知、身体 - 精神 - 情绪上愈合所需要的耐受性和时间上的要求的书籍。”

“意识到蛋白质的重要性，整体态度的重要性，需要关注积极的未来，并不采取无法忍受的诊断，让《活得健全和健康》成为一个针对所有患病和受伤害人群的指导手册。”

—罗丝玛丽·麦肯锡 - 弗格森（工伤的资源联合公司，澳大利亚）

“《活得健全和健康》促使生活变得更美好。超越对我们个体健康和生活方式的负责任的选择所带来个人的益处，这本书提醒我们的责任应该照顾彼此。”

“从家庭到医生办公室，从工作间到会议室，这本书是每个参与我们的医疗保健服务系统的人都要阅读的。”

—比尔·吉尔摩（美国生物运动公司董事长）

“很少能有书籍鼓励和授权受伤的人们积极参与自己的康复过程。这个‘空白’已被填满了。”

“《活得健全和健康》是一名专业医师这么多年的经验和发展的荟萃之作。”

“他耐心的鼓励就像一个智者的声音。甚至对那些可能不喜欢阅读的人而言，交谈式的语气和避免使用专业术语提高了可阅读性。所传递的消息是明确和一致的——对你的康复负责任和你可以重新控制你的生活。

“如果有的话，这将是一个伟大的信息。但是，这本书也富含着实用的建议。通过简单和实用的术语，布里格姆博士运用他毕生的医疗经验去帮助那些受伤患者如何与他们的医生交流，提出问题以及在照顾自己方面做出明智的决定。”

“关于有能力控制自己的康复过程的信息将帮助那些受伤的工人，以及我们这些帮助受伤工人的人能更好地参与其康复过程。”

—罗伯·奥尔巴克，法学博士（工人薪酬顾问，澳大利亚）

“每个人都熟悉工作—生活平衡的概念。然而，在我们的医疗体系中，‘工作’部分的份量是大大缩减的。每一天，大量的医生—患者之间的会面结束，却没有单独考虑过损伤或疾病对工作和生产力的影响。这个疏忽的结果是悲惨的。作者大胆地提出诸如不正当刺激措施，官僚主义和错误的信息困扰着那些“残疾”的人。他们迫切的挑战是需要重新改变雇主和病人之间对于整体人类的认识——充分结合现实应该认为一个人的职业是身体和情绪保持健康的基础。”

—乔恩·西摩博士（前总裁，Guidelines，Reed Group）

朱绪辉 译

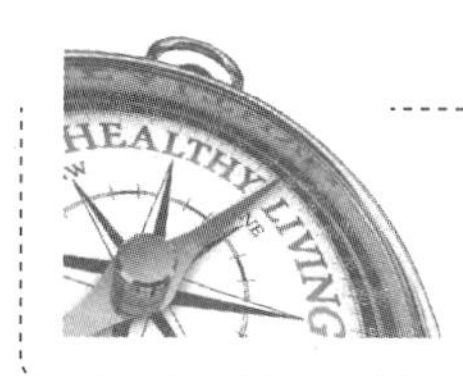

原著前言

在我们的生活中，我们会面临伤害或疾病，并且我们也许能够从伤病中恢复也可能不能恢复。这将可能会导致我们或我们在乎的人成为残疾从而使我们的生活发生很大的改变。在过去的三十年中，作为关注健康与残疾问题的临床医生和研究人员，我一直在考虑：

- 怎样定义残疾和如何预防它?
- 为什么有相似问题的人，虽然接受同样的照顾，但结果有时却有着显著的区别?
- 社会补偿系统，医疗专业人员和我们自己的行为怎样才能有助于我们的健康?
- 我们怎样才能够更好地去体验快乐和有品质的生活?

有一些人尽管受到灾难性的伤害或身患疾病却过着快乐的生活，这让人很受鼓舞。另有一些人无休止地被残疾所困扰，让人悲哀。我总是被经验丰富、充满爱心的医生所感动，而对利用患者信任谋求个人利益的医疗行为所震惊。

我有丰富的评估和管理数千病人的经验，我的同事们也是如此。我研究并已编写出版了数百篇专业读物，我认识到对上述问题的解答没有简单的答案。

我们需要从目前关注残疾转移到关注能力。我们不能被动地等待这样一个改变，我们每个人都要采取行动来改善我们的健康和能力。

Christopher R. Brigham

韩修武 译

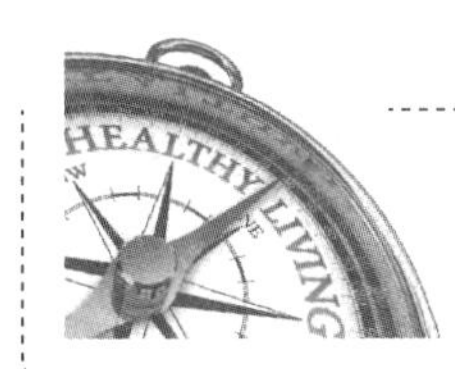

目　录

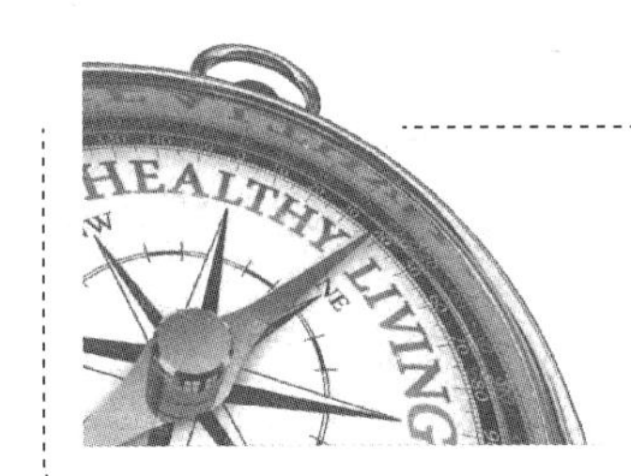

引　言

> 我的后背疼是由于两个星期前工作造成的还是由于汽车追尾造成的？亦或是刚刚发生的？我应该怎么办？我需要去看医生吗？我应该休息还是该忽略疼痛，咬牙挨过？我需要拍X光吗？我应该找一个律师吗？疼痛会好转还是会永远持续下去？我感到困惑和害怕。我从哪儿能得到值得信任的答案？

我们都讨厌受伤或生病。更糟糕的是，我们还必须面对和处理医疗、法律、保险、伤残和花费等方面问题的挑战。有时，我们所面临的这些问题、人和体制让我们的生活变得艰辛。生活不应该是这样。但是今天，因为这本书《活得健全和健康》指导帮助我们在受伤或患病时由自己来负责而不是让别人负责。通过医学和法律体系进行操纵可能不是那么简单的，答案总是不很明确。书中所共享的知识将帮助我们的生活更健康和富有成效。

“伤残”在概念上是有别于“健全”的。“伤残”被定义为：活动的限制和/或一个独立的有健康状况、失调或疾病的个体的参与限制。“健全”是使用频率较少的单词。“健全”被定义为：具有完整的身体或心理的能力，没有残疾。在本书中“健全”被准确地定义为：无论我们是否具有完整的身体或心理的能力，依然能够成功地过着健康和富有成效的生活。在这本书中，我们将全程使用“我们”这个特定词。因为我们相信，“我们”——包括你和我，我们每个人——都会面临这些同样的问题。

损伤、疾病和衰老都是生活的一部分。为了我们能过上快乐和健康的生活，我们需要了解我们的身体。现代“西方”医学是建立在“生物医学”模型上的，专注于对损伤和疾病从生物和机制方面进行解释。为了更好地理解损伤、疾病和残疾，我们使用“生物心理社会医学”的方法包括生物的、心理的和社会元素。身体疾病影响我们身体的全部，包括我们的思想和精神。我们身心交互影响的强度是令人吃惊的。如果我们相信某事是帮助我们的，我们可能会感觉更好；如果我们相信某事是伤害我们的，我们可能会感觉更糟。

• 我们是否曾经面临伤害或疾病,并且不知道该做什么吗?

• 我们是否曾质疑过所接受的医疗没有体现出最好的决定策略?

• 我们曾困惑我们是否有可能会更积极地与卫生保健提供者一起参与决策吗?

• 我们曾困惑是什么真正导致我们生病吗? 我们该怎么做才能长期或永远阻止疾病影响我们呢?

• 我们曾困惑我们是否应该继续工作还是申请残疾补偿吗?

• 我们有没有想过我们的律师们更关注帮助我们,还是帮助他们自己吗?

• 我们是否曾被复杂烦琐的医疗体制所困扰过?

• 我们曾困惑当我们面临损失和挫折时,如何最好地处理我们的情感吗?

对于所有的人而言,我们的医疗、法律和疾病“体系”并不是很健全的。他们各自为政,而不是作为一个有机整体在运转。

有时组织机构和个人似乎更关注对他们而不是对我们有什么好处。我们遇到的大多数人的行为都是发自内心的,但是某些人却不是这样。医疗体系、保健专业人士和就诊流程旨在帮助我们,但有时也会损害到我们的利益。利润动机影响许多利益相关者,有时驱使我们行动的却不符合我们最大利益。在美国没有参加健康维护组织(health maintenance organizations, HMOs)的人在看病时通常要支付给医生所谓的“服务费用”。值得强调的是医生往往在于发现和修复我们的伤害或疾病,而不是帮助我们保持健康。有时律师的参与对于我们的受伤或疾病恢复而言是必要的。然而,根据美国的法律体系(以及许多其他国家),当我们被确定为严重受伤、生病和伤残时,那些代表我们的原告律师通常会赚更多的钱。

与其他发达国家相比,美国人的寿命更短,缺少健康的生活方式,同时为此花费的更多。这被公认是国家层面的危机,并通过政治和经济改革来解决,同时彻底改变我们的行为和期望。工人的薪酬和其他医疗保险项目很少能补偿伤病对我们个人所产生的全部影响,甚至从来就没有试图这样去做。

在我们的医疗体系中,医生、律师和雇主 / 保险公司是三个主要的参与成员,他们各自有自己的观点和目标。我们可以将他们的努力比拟为在美国宪法中所体现表达的“权力平衡”概念。一个功能系统需要检查和平衡。医生、律师和雇主 / 保险公司之间经常发生由财政激励措施所带来相互竞争(但有时却可以共享)。我们则在其中左右为难。

我们的生活将受到我们所遇见的个人或者他所代表的那一方的影响。一些人更诚实和富有同情心。这并不意味着我们所接触的医疗、法律和雇佣的专业人士都是坏人。通常只是意味着他们正在做所被教导该做的事情。他们只是简单应对他们的工作体系和他们得到酬劳回报的方式。我们拥有许多优秀的医生和其他医疗保健专业人士。然而一些人可能并不总是关注我们的"健康"——尤其是从一个"完整的人"的角度来对待我们的健康。相反,一些医生可能会关注于预约检查,开处方药物并且提供治疗。有时他们专注于测试和治疗,因为他们有充分的理由担心如果不做这些事情可能带来的法律影响。有时医生采取这种行为是因为患者的要求甚至是强迫去做的。我们的许多健康问题可能通过以下方式预防或至少得以改善,诸如:健康的生活方式,包括饮食、锻炼、不吸烟,不酗酒和过量使用其他药物,从根本上而言不要虐待我们的身体。改善我们的健康可能不一定需要医学治疗,可能只需要选择正确的生活方式并坚持下去。

想想我们的汽车。我们维护保养汽车就是为了不让它们发生故障,以免花更多的钱来修理它们。我们有时会面对伤病或先天性、遗传性及其他现有条件无法解释的疾病,这些与我们所做的或者没有做的都没有任何关联。尽管我们和我们的医生尽了最大的努力,我们仍会生病和面临有挑战性的生活,这是非常令人沮丧和压抑的。我们能做的最好就是每天不屈不挠地和尽可能积极地面对生活。

这本书——《活得健全和健康》提供了健康生活以及从受伤或疾病中恢复的一些原则。其中一些原则对我们有些人来说,可能是新的:

- 掌控我们的生活和健康;
- 保持积极的态度;
- 参与由高质量医疗工作者提供的基于循证医学和数据处理为主的医学临床研究;
- 从"生物心理社会"的角度来处理健康问题;
- 权衡检查和治疗所带来的风险和获益;
- 专注于健康的身体、心灵和精神;
- 选择聪明的生活方式,包括锻炼、饮食和卫生习惯;
- 权衡涉及律师的风险和获益;
- 与其他医疗工作者进行合作,避免不必要的冲突;

- 如果有可能的话继续进行我们的工作。

如果我们很好地利用这本书——《活得健全和健康》和 www.livingabled.com 网站提供的原则，共享的信息和资源等，我们或许能更好地制定我们的健康决策并过上幸福的生活。

朱绪辉 译

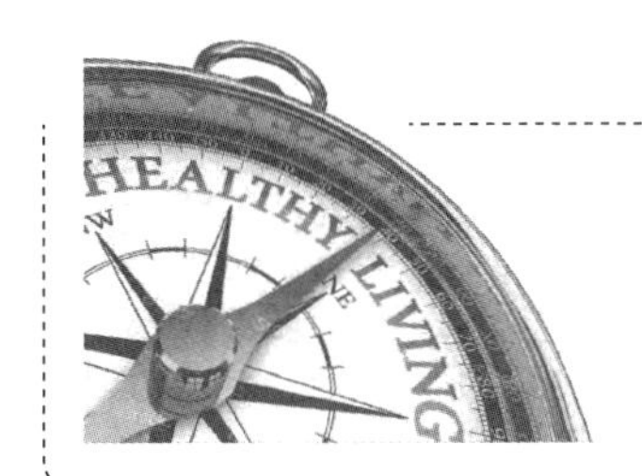

1 健康和工作

我受伤害了、我感觉不舒服了。到底什么才是健康？我不理解现在的医疗体系。我们看到医生在一个接一个地预约越来越多的检查、开具越来越多的处方。它伤害到我的家人，尤其是孩子们。我该怎么做？

健康真正的含义是什么？世界卫生组织（联合国的公共卫生单位）将健康定义为“一种身体、心理、社会功能三方面都完满的状态，而不仅仅是没有疾病或虚弱”。即健康包括身体、思想和精神，这是一个广泛的定义，依照此标准可能没有人拥有完美的健康。我们大多数人可能会认为，健康是我们有能力做我们想做的和需要做的事情，包括与他人互动和与环境的互相影响。

在美国，平心而论没有真正的医疗“系统”。我们有一个庞大的反应系统，但它只专注于人们的伤害或疾病，而不是人们的健康。医疗行业支离破碎的组件是无法构成一个系统的，同时昂贵且低效。但对有些从事医疗工作的医生而言，它却可能是非常赢利的。

在取得前面所说的“完整的身体、心理和社会功能三方面都完满状态”的健康过程中，大多数医生真的帮助到我们了吗？有一些是的，特别是那些花时间从事预防工作的初级保健医生，而别的医生则没有。

大多数医疗机构不支持或不奖励、甚至不允许医生为“完全健康”这一目标去工作。我们对医生进行的大部分培训没能给他们相关的技能或时间朝这一目标努力。我们的保险系统通常不付医生所花费的时间和费用。我们的医学院校只关注损伤和疾病，而不是促进健康。

什么影响我们的健康呢？首先，我们必须承认遗传学方面的重要性，因为每个人的身体像是雪花一样都是不同的。但基因只决定着我们的开始。生活经历、个人健康行为和生活方式的选择极大地塑造了我们的最终形象。我们越知道如何照顾我们的身体，并努力实践，我们越有可能获得健康。

体能、社会和工作环境都会影响健康。我们有多少钱和我们的社会地位也会影响我们的健康。如果我们没有充足的资源，我们可能得不到最好的医疗服务，甚至更糟，我们可能得不到任何医疗。虽然我们还不能改变我们的遗传或一些事件发生在我们身上，但我们可以做很多的选择来影响我们的健康。我们可以选择一种健康的生活方式。我们可以正确的饮食，保持身体健康，保持一个适当的体重，尽量睡得好，不抽烟，不滥用酒精或其他药物。能否保持健康，我们的选择是很重要的因素。

我们需要善待自己。我们可以做出健康的选择。有时，我们也享受那些我们明知不好的东西，比如我们可以吃垃圾食品，不锻炼，吸烟和使用太多的酒精或其他药物，这时我们需要提醒自己，过度与亲朋好友享受、超重、懒散等不会有助于构建幸福的生活，并且通常会缩短我们的寿命。

如果我们真的关心我们的生活，我们的健康，那我们就要付之实践，去做出选择。选择并不是一件容易的事，但我们必须选择。

我们的家庭和社区

我们大多数人不会孤立地经历受伤、疾病或残疾的挑战。因为我们大多数人是家庭和社区的成员。我们与家庭和社区的互动是复杂的。我们的经历影响我们的家庭和社区，我们的家庭和社区的反应也会影响我们的经历。

芭芭拉长期患有全身疼痛。她描述到：“我觉得我的生活被剥夺了。我过去一直喜欢远足和游泳。而现在我在不断的感到痛苦，需要服用药物并且忍受药物的副作用。我很少做饭了，我为我的孩子和我自己买快餐。我经常对我的孩子和丈夫发火，所以他们中没有人真的愿意在我身边。我的丈夫现在经常喝酒，我们见面也少了。因为我的痛苦，我们不再亲密。我似乎无法逃脱。”

芭芭拉被认为是得了慢性疼痛。她已经变得不那么活跃，更容易疲劳，易怒，患有抑郁症。芭芭拉的精神和身体健康状态呈螺旋式的下降，她拖累了她的家人。

当我们有健康问题时，我们改变了我们互相交流的力度。我们曾经对我们的家庭和社区提供了支持，现在我们可能要从他们那里寻求或需要他们的支持了。我们的新角色可能会改变我们。如果我们不能行使职责，别人可能承担曾经是我们的任务，增加他们的负担。这可能会导致不满或者强迫他人承担新的角色。有时新角色会让个人感觉更多的权利与价值，而有时一个新的角色可能让人感觉缺失了权利与价值。

我们的家庭和社区影响我们如何应对伤害、疾病或可能的残疾。如果我们很幸运，会遇到鼓励我们、支持我们的家庭和社区。不是所有的人都幸运。过于同情家庭和社区成员可能会加强我们对伤害或疾病的感知。有些人有意或无意地用我们的问题增加了他们的权利而降低我们的权利。家庭和社区成员可能建立或加强了我们作为一个受害者的感觉。

最好的家庭和社区成员将给我们“严厉的爱”，即有节制的同情和对我们依靠自我努力的高期望。我们得到的最好的建议是保持活跃，专注改善我们的状况。这种回应看似严厉，但有助于让我们更加努力，实际上使我们受益。

作为家庭或社区成员，当我们所关心的亲友面临受伤、疾病或可能的残疾时，我们要有积极和鼓励的态度。我们应该支持、关心受伤的亲友去努力，促进功能恢复，勇敢地面对挑战，保持或成为有正常能力的人。我们应该给予那些受伤的亲友“严厉的爱”。

我们应该鼓励他们最大限度地进行活动，而不是让他们过度的休息。我们必须支持他们选择健康的生活方式，而不是让他们只关注疼痛或不好的感觉。我们最应该做的是在我们自己的日常生活中拥有健康的生活方式。

当我们关心的那些亲友生理上或性功能方面受伤害或正在面临其他生活困难时，我们可能会鼓励他们寻求有资格的顾问的帮助，但应小心的是我们不能减少他们自己的独立、自主和应有的权力。我们可以提供帮助，如确定适当的医疗保健人员、专业人士，以真正地帮助他们恢复。无论我们关心的人可能会面临哪些问题，我们都应该鼓励他们尽可能活跃起来，尽可能恢复到他们之前的日常状态，甚至是回到他们的工作岗位上。

我们的孩子

我们的童年是构建我们生活的基础。作为孩子，我们从见到的其他人那里学习如何生活。这些是世上最好的例子。

没有限制的生活

1982 年在澳大利亚布里斯班，尼克·尤吉斯克生下来就没有胳膊和腿。缺少四肢没有妨碍他过着如他自己所描述的“不可思议的美好生活”。尤吉斯克的童年是具有挑战性的。他面对欺凌、自尊、困难、抑郁和孤独。但从一开始，他的父母总是鼓励他发挥出最大的潜力，他们发现解决方案，以便他能独处。在十七岁时，他有了自己的非营利组织“没有四肢的生活”。他做了关于有生理缺陷的生活的全球性励志演讲，他谈及希望和找到了人生的意义。

他的家人、朋友和他生活中接触到的人鼓励他记录他的人生故事。在《生活没有限制》一书和其他出版物中，尤吉斯克把他的成功归因于他的宗教信仰和信念。结婚和成为父亲，他热爱生活，拥抱生活。他的行为激励和鼓舞着其他人。

不是所有的人都会生活在最美好的世界。作为孩子，我们可能看着父母或其他亲属互相贬低，贬低自己或者他人。一些评论，如“你不够聪明”、“你是愚蠢的”或“你是坏孩子”，可能会伤害我们，影响我们潜能的发展和独立以及自主解决问题的能力。

如果我们成为父母，我们的孩子将向我们学习。如果我们有积极的童年，我们可以轻而易举地使我们的孩子获得积极的生活体验并受益。当我们应对生活的挑战时，我们有能力独立自主、自力更生，使孩子们看到和学习到一些东西。当我们塑造健康的生活方式，包括饮食、锻炼和其他明智的选择，会使孩子们获益匪浅。我们能过最好的生活，并将能帮助教育我们的孩子去过上他们最好的生活。

如果我们曾经面对辱骂、贬低或不愉快的童年，我们必须充分认识到我们的经历，有意识地与这些根深蒂固的消极行为作斗争，为我们的孩子提供一个更好的未来。我们需要有意识地、不断地工作，为我们的孩子提供机会开发智能并提高他们自食其力和解决问题的能力。当我们还是孩子时我们可以成为自我需要的榜样。

残疾也可能在生命早期开始。目前，越来越多年幼的孩子在早期就被贴上了模糊的和有争议的残疾标签，这不可避免地影响了他们自我身份的认同。我们中的一些人在早些时候可能被认为是“困难”或“问题”学生，现在被称为“学校功能失调”或“缺陷”。不必要的标签可能会导致自我意识性残疾，以后会过度依赖医疗服务人员。

性格是由我们长时间形成的态度和行为构成的。顾及别人，道德价值观，自我负责和工作习惯等是性格的功能。父母通常在发展我们的性格中担当重要的角色——通常他们的身教重于言传。人格在童年的最初塑形，而早期的人格特征和人格障碍可能确定了我们以后的生活。

消极养育被公认是一个传统的问题，通常在家族里延续。早期情感关系直接影响最初几年的大脑发育和发展。我们要确保我们的孩子没有受到错误的教育，而以后再传给他们的孩子，这是积极父母对孩子的养育。如我们能停止消极养育这个循环，就可以让后人开始更好的生活。

一个积极的童年是最有价值的礼物，可以让我们传给我们的孩子。我们获取智能、独立、自强的生活的能力是始于我们的童年。

工作是——喘息！——对我们有益

我们中的许多人抱怨去工作。起来去工作可能使我们觉得这是一件苦差事，有些事我们迫使自己天天去做。如果我们不喜欢我们的工作或发觉我们的工作没什么意义，那就更糟了。尽管如此，有资料证实这已存在于我们大多数人的意识深处，即使我们不想承认，我们的工作对我们有好处。

总体来说，工作有利于我们的健康和幸福。即使我们可能不是赚了很多钱。与我们没有工作相比，有工作使我们感到我们有更好的财务状况。我们大多数人很快认识到这一点，如当我们面临有些时候我们不能工作，找不到工作，或者被拒绝工作时。

当我们享受和尊重我们的工作时，我们的工作常常帮助我们认识我们是谁，确定我们的身份和树立我们的地位。工作可以提供给我们社会融入感。工作可以让我们对社会做出贡献。

但是，即使我们真的不喜欢我们的工作，我们也知道工作有助于我们的自尊，养活我们自己和支持我们的家庭，共享社区和社会的融入感。即使不那么尽如人意的工作通常也使我们受益。

工作保障了我们的生活，并确保我们至少得到一些日常活动。即使我们的活动可能只比每天往返于工作单位多一点。工作给了我们一个每天起床的理由。

令人惊讶的是，实际上工作为我们提供了一个缓解疼痛的主要治疗成分——分散注意力。这是一个简单的现实。我们越专注于我们的工作，就越少关注我们的不适。

工作减少我们吸烟、滥用酒精和其他药物，以及从事其他危险行为的可能性。对我们经历着慢性疼痛的人来说，工作可以消除我们最大的心理威胁，即花费太多时间和心思的关注疼痛和其他症状(感觉)。即使当面临受伤或疾病，保有工作或迅速恢复工作对我们的健康和幸福都是有益的。

不工作对我们来说不是好事情

我们因为不工作引起的健康风险在很大程度上与我们认识到的工作的好处是对立的。不工作将置我们于更差的生理和心理状态中，长期疾病，心理压力，增加看医生和死亡的风险。长期失业或从未工作的人健康状况比那些有工作的人低两到三倍。工作可能是有风险的，许多工作带有明显的危险。然而，可靠的科学研究表明：我们不工作导致的健康风险实际上是大于工作风险的，甚至高于一些高风险岗位，如在北海地区的建筑工作。

失去或者从没有创造过收入可能极大地伤害到我们的自尊。长时间没工作的总体自杀率会增加六倍。研究文献显示：当没有工作时，我们患心脏病、肺癌和呼吸道感染的比率上升。当我们没有工作，我们也会有更多的身体不适，更多地看医生，需要更多的药物，导致经常住医院。这有些是由于我们没有工作，导致不断加剧的贫困引起的。不工作影响我们未来的就业。

那些摆脱了残疾补偿而重返工作岗位的人，由于收入得到改善，社会经济地位、健康和幸福指数提高。我们再就业，能得到多少积极的影响，大概要取决于我们工作的稳定性和我们自身的欲望、动机和工作满意度。

不工作可能留给我们心理和社会伤害，我们有可能将其传递给我们的孩子和我们孩子的孩子。长期缺乏价值感是我们所意识到的最大的公共卫生风险之一。父母最近都无工作的家庭，面临长期和反复出现的疾病的可能性更高，身体不适增多，幸福感减少。在父母都没有一份工作的家庭，他们的孩子在未来更有可能缺乏工作。当父母面临更大的经济压力，孩子可能经历心理压力或显示出不良行为。

保留和重返工作岗位

当不能满足人人有工作岗位的情况下，对于一个受伤或有疾患的人来说，返回工作岗位会变得更加困难，尤其是如果存在某种身体限制的情况下。当潜在的就业人员多于工作岗位时，雇主不太可能接受带有额外需求的人员。显然，如果我们有工作，一旦受伤或生病，我们应力尽所能去维持住我们的工作。

我们因受伤或生病脱岗时间越长，我们重返工作岗位的可能性越小。如果我们脱岗二十天，我们再回到工作岗位的几率是70%。如果我们是脱岗45天，我们能返回工作岗位的几率减少到50%。如果我们脱岗了七十天，我们返回工作岗位的几率会下降到35%。为避免成为拖累，我们要继续我们的工作，即使我们可能会受伤或生病（只要这样做不会损害自己或威胁到其他人），也要尽可能快地返回工作岗位。

我们许多人曾被建议不能工作，往往是鉴于肌肉、肌腱、骨骼或精神健康问题，而不是因为任何灾难性或危及生命的伤害或疾病。多年来下背部疼痛是丢失工作乃至残疾的主要原因。通常失业也可能会导致或增加我们的健康问题。研究表明,我们的许多问题受到我们对工作的态度和家庭情况的影响。

只有一小部分的休假是医学上“必需的理由”。只要我们没有特定的实际上的医学疾患要求我们停止工作,我们一般就可以工作,并且有工作的能力。

当我们或我们的雇主不是必须让我们保持在工作岗位上时,由身体不适导致的“缺勤”可能随时发生。当我们问:能否休假时,医生通常难以说“不”。我们的医生通常是忠诚的和希望取悦别人的。他们担心拒绝批假,会使我们在工作中再受伤。

许多医生可能不熟悉问题与休假之间的关系。我们需要坚持的是我们的医生应关注伤害后身体功能方面的恢复。要求医生评估可能的身体残疾之前,我们必须确保他们理解如何评估我们的工作能力,如何面对的行政管理系统,以及如何最好地与我们和我们的雇主沟通。

我们的工作能力是由三个因素决定的:风险、能力和忍耐。

风险是指如果我们有医学上的疾患,在我们要完成某些任务时,我们可能会遇到威胁自身健康的问题。我们必须科学地判断身心状况的特殊性和我们需要完成的任务。

能力是我们能够做什么。我们常常可能会限制自己,因为我们认为可以做的比我们实际能够做的要少。有时我们也可能高估我们的能力。

忍耐是指我们承受症状(感觉)的能力。不适并不意味着我们不能做事情,它只意味着我们体验着一种感觉。

我们可能会限制自己,因为我们会担心活动会使症状加重。好在循证医学告诉我们:增加我们的活动,实际上经常可以减少我们的症状。仅通过简单询问我们是否能重返工作岗位,医生并不能真正确定我们是否能够工作。医生需要从医学角度判断我们的功能性能力。医生必须花时间去询问我们的工作条件和需求,评估我们是否可以满足这些需求。雇主应该使用此信息来确定我们能做什么,以及我们可能需要什么设施。

如果工伤或疾病后我们回到工作岗位,我们的工作又有体力上的要求,我们可能合理期望我们的雇主最初能减少我们工作的难度。雇主可能开始给我们有限的工作时间和有限的工作任务,在我们重新恢复健康后,则会增加我们的责任。

如果伤害或疾病导致我们做某些工作时处于风险或者我们缺乏必要的能力,我们在获取我们应得的补偿时,我们的医生和其他人应该帮助我们。这包括及时地提供证实我们有资格获取赔偿所需的信息资料。当我们受伤或患病时，生活已经够困难了，如果我们不能拥有到我们所需要的钱，那就更困难了。

雇主必须向对待正常人一样珍惜我们，且愿意与我们这样的员工一起工作。当我们面对身体或心理上的挑战时，一些雇主是比别人更好地评估并积极雇用我们。聪明的雇主愿意修改工作和计划以维持我们的工作，或鼓励我们早期恢复工作。有些雇主可能就没那么开明了。

聪明的雇主把我们作为员工加以重视，并认识到我们是他们组织的核心。聪明的雇主确保工作场所是安全的，创建一个健康和幸福的文化环境。他们珍视管理者和员工之间的积极的关系。聪明的雇主尽一切可能帮助那些受伤或生病者重返工作岗位，继续工作。

当我们已经失去工作，聪明的雇主会促使我们、他们和医生的“三方接触”，以实现我们尽快回到工作岗位的共同目标。雇主会委派涉相关经理协助这一过程。

立即返回工作的好处已经被大量的科学研究严格地证实。科学家和医生，一直以来就在研究工作和幸福之间的关系，并一再证实了这些结论。

在 90 年代，我们可以收集和研究患者数据来探索休假时间长度与特定医疗情况的联系。专家对哪些情况会导致较长工作的缺勤开始发表见解。模式识别帮助卫生保健人员更好地理解哪部分缺勤是真正需要的。当我们在正常愈合过程中，使我们能力增加，重返工作岗位的对策被制定出来。这些意见发表在出版物中被视为“残疾指导方针”。我们将在第四章“我们是什么意思”中进一步阐明这些指导方针。

我们怎么做？

我们认识到我们的健康是我们的责任。通过对创伤恢复，保持积极态度，帮助自己和别人。我们认识到我们的工作价值，不接受医生告诉我们不能工作的建议，除非他们能够提供有力的证据。我们认识到，我们工作通常是健康的，我们不工作一般是不健康的。我们告诉我们的医生和雇主，我们打算继续工作下去，因为我们需要衣食住行，工作对我们来说更好。

韩修武 译

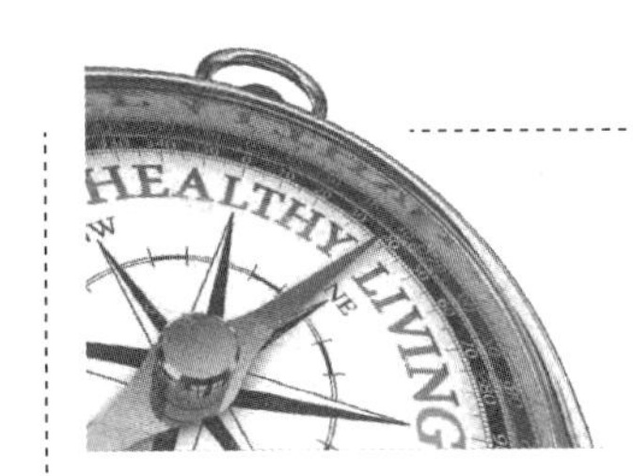

2 掌控健康

对于事故我特别生气。挺过去才是最大的释怀。

我的初级医生帮助我理解到我控制着自己的生活。我能够把注意力集中在自己的健康上——身体、思想和精神。

经营生活

我们都需要拥有控制我们生活的能力，其中包括我们的健康。当我们面对健康挑战的时候，我们需要明确自己所拥有的资源并且付诸行动。我们的心态远比可选择的医学治疗和可能得到的法律援助更加重要。

我们需要明白健康和其他挑战一样是我们生活的一部分。挑战本身也是我们成长的机会。成长是需要付出代价的，但却是我们生活的关键。当我们改变了我们的想法和信仰的同时，我们也就改变了我们的生活。没有任何其他人能主宰我们的生活。我们处在困境中的时候，我们不应该被别人利用。

态度决定生活，创造生命的意义和决定命运。保持坚韧和独立可以使我们的生活变的焕然一新。充满活力是我们应对一切困难的关键。相反，被动顺从则限制了我们能力的发挥，并且让他人来控制应该有我们自己来控制的事情。

在美国我们每天能够听到的、读到的和看到的铺天盖地的药物广告无时无刻不在告诉我们，“去问你的医生（X 牌）是不是正确的选择”。其实，更好的问题是“你真的需要什么药物吗？”，“是否有更佳的生活方式能够解决我们的问题并且让我们更加健康？”。更好的生活方式可能比药物使我们更加受益。

健康的思想

决定我们是否健康或伤残，其实也就是我们怎样看待我们自己的身体现实状态。你是乐观积极还是悲观失望？我们应该相信我们自己，相信我们有一个美好的未来。

完全取决于态度

Lou Darnell 作为一个退役的陆军上校，经营着一家位于夏威夷的电信公司。他同时也面对各种各样的健康挑战，包括前列腺癌和肾脏疾病。虽然他被确诊了这些疾病，但是他仍然能够积极地面对生活。在他 68 岁时，为了能够保持自己精神和体力的状态，他依然坚持工作在自己的岗位上，同时开始学习骑自行车。

Darnell 后来得了心脏病，这导致他从登机梯上掉下。当时他失去意识，而且肩部和髋部受到严重的损伤。但是在他康复期间，他依然用自己积极乐观的生活态度与不良的身心状态进行顽强的斗争。

心内科医生提醒他两周内进行过度的自行车训练是危险的，但是权衡了利弊后，他还是认为 darnell 可以骑行训练。他听说了一个纪念一名大学生 Zachary Manago 的自行车安全的宣传活动。在 18 岁时，这名大学生在骑车的过程中由于一次严重的交通事故而死亡。

心脏病发作后的六个月内，为了纪念 Manago，Darnell 完成了 145 英里的环夏威夷瓦胡岛的自行车赛。

Darnell 是完成这项赛事最年长的人，而且远远超过了其他只有他一半年龄的选手。

他的座右铭是“明确自己的目标和选择最佳的目标并且怀着积极的心态去完成它们”

积极的态度能够帮助我们集中自己的精神，弥补我们的脆弱，使我们在生活中勇往直前。当我们不能改变已经发生的事实的时候，我们只能改变的是自己的态度。这仅仅是选择的问题。

我们所经历的过去有好有坏。过去只是我们人生经历的记忆，而今天我们可能需要克服的是伤害和病痛，我们可能需要重新修订自己的人生。

一部分人非常幸运，他们良好的家庭环境帮助他们养成了很强的应对人生挫折的能力。而其他人则需要和希望被培养这种能力，不能提高自己并依靠自己的这种能力。

我们中的一些人生活艰苦。他们像孩子一样的无助。我们感到世界抛弃了我们，我们始终是受害者。还有一部分人生活得越来越艰难，甚至比他们刚刚开始的时候更加艰难。

生活的经历不断改变着我们大脑的意识，但是他不能控制我们的生活。

我们中的一部分人仍然生活在自己记忆的梦魇中——精神的创伤、身体的病痛和性虐待。也许我们没有温暖的家庭，也许我们必须面对现实工作的压力和承受不良经历的痛苦，即使有健康服务和保险的保障。这些梦魇总是能够彻底的影响我们的现实生活。其实现实就是现实，它已经在过去发生了并且不可改变。

过去所发生在我们身上的事情已经过去了。对于过去的不幸我们可能过分的责备，并对有关的事件，可能还对有关的人物耿耿于怀。如果我们对过去的事件念念不忘，作茧自缚，我们就无法去面对未来。

现在——每天都是新的一天，他给我们再次创造自我的机会，我们应该活在现在。

许多人受到了灾难性的伤害，失去了肢体或伤到了脊髓，但是他们却选择了积极向上的生活态度。

我们怎样才能做出这样的决定？我们应该意识到不能生活在过去。我们的生活状态和行为模式能够帮助我们建立自己的经验。如果我们意识到这一点，我们就能够改变自己的生活状态和行为模式。接受过去是我们做出选择的一部分。

害怕和恐惧可以伤害我们，悲观的想法可以困扰我们。我们的想法也可以使我们的信念变为现实。所以我们应该尽自己所能使自己更加的乐观向上。

愤怒是一种沉重的负担。不管是对别人还是对自己，它都是一种负担。不管我们对于困惑自己原因的信念是否正确，我们的愤怒都会阻碍我们向前进。

对于有保险纠纷和诉讼的交通意外或者工伤，这是一个特别的挑战。这时候如果我们过分的强调对方责任的严重性和索取赔偿，那么对于我们自己的伤害也就更重。

“如果我们已经确认自己的身体有问题，我们将无法痊愈”，这可能是一种表达方式。当我们不得不索赔或者走司法程序解决的时候，我们希望尽量地减少负面的影响，避免使问题扩大化。

如果我们在车祸中、工作中或者其他情况下受伤，我们有权利申请赔偿。但是只有你原谅了别人、自己或者当时的那种状态，你才会继续向前。当我们确实得到了自己应得的赔偿，我们就应该把它看作是过去，不要让他颠覆我们的情绪。我们就应该抓住现在展望更加美好的明天。

感恩的心——综合科学分析研究了感恩的心和幸福感之间的关系。当我们受到伤害或者处于疾病的时候，我们非常难以感受和表达自己感激之情。但是这种对于我们生活中必须感恩的心态的忽视，最终伤害了我们自己。悲观失望只能伤害我们自己。我们可以认为自己是多么的受伤或者是多么的病痛，同时我们也可以认为自己是多么的幸运而没有受到更加严重的伤害和疾病的折磨，甚至死亡。

韧性——我们在处理压力和负面事件时的能力差异是非常大的。一些人能够迅速的更早的从负面事件的影响中恢复过来，然而另外一些人则相反。

我们无法避免生活中的负面事件比如受伤和疾病，这些是我们成长所必需的。韧性的学习和培养是从我们的童年开始。如果我们生活的环境是幸福的，他会教授我们如何去表达自己的需求并且避免危险的因素，我们将会变得更加的具有韧性。如果我们能够非常有效地处理一些小的压力，那么我们就会变得更加的具有韧性去更好的处理更大的压力。

我们希望拥有非常好的解决问题的技巧，以便意识到什么时候从哪里得到我们所需要的社会支持。有的时候我们可以从家庭、朋友或医护人员那里得到支持。

我们需要形成这种能力来辨别和确认哪些现实是我们无法改变的，并且对我们所处的现实情况有一个理性的认识。我们应该鼓起勇气去不断地改变自己的生活。

压力——我们总是无时无刻不在面对着压力。压力本身是我们自身对于挑战的一种本能反应。压力可能产生两种结果来改变我们的生活，积极方面的(促进我们的工作和融入新的社会关系)和消极方面的(使我们受伤和患病)。

我们迟早都要面对艰难困苦或者创伤的压力。最重要的是我们如何去面对——我们怎样去培养出自己强壮的身体、健康的心智。

慢性压力可能会伤害到我们的大脑。长期的暴露在压力刺激之下，比如氢化可的松，会影响我们的身体状态。压力可能使我们身体不适，其中一些可能导致我们的损伤或者疾病，比如头痛、肌肉和腰背疼痛和疲劳感。当我们处在压力之下的时候，我们有可能把我们的压力传播给其他人——尤其是那些最关心和爱护我们的人。

那么我们怎样来处理这些压力呢？我们可以选择健康的方式来处理和释放我们的压力。我们能够寻找到安静的环境。如果有可能，我们也可以找其他人来部分分担我们的责任。对于我们来说，花一部分时间去进行沉思、祈祷、做瑜伽或者其他记忆力的锻炼，这些都有助于我们排除压力。

一种解除压力最好的方式就是大笑。大笑是一种有效的方式，他甚至可以增强我们自身的免疫力。在我们的生活中学会大笑和自嘲是有益于养生的——它对于我们来说有百利而无一害。

相互的关系——关系对于我们的健康是至关重要的。我们和家庭、朋友的关系是必须培养的。这种关系对于我们的支持和忠诚使我们更加的强大。

目的——如果我们对自己的生活和工作没有目标，我们就会漫无目的的生活。生活的各个方面都有目标，比如在感情方面、经济方面、学习方面、身体方面、社会交际方面、精神方面或者工作方面。当我们花费一定的时间来评估我们的目标的时候，我们可能发现自己非常的成功。

为了从疾病和损伤中恢复过来，我们需要明确一些特别的目标和步骤来使我们逐步康复。这些目标和步骤指定的越清晰，我们就越可能达到。当然最终的目的是为了达到痊愈。一些特殊的目标可能是我们碰到自己的脚趾头不感到疼痛或者举起五十磅的东西。可测量的目标能够让我们知道我们什么时候能够成功。

目标必须是切合实际的——不能够脱离实际。如果我们的目标定得过高，我们就有可能失败。如果我们的目标定的过低，我们就不能最大限度的发挥我们真正的潜能。

如果我们的目标是在八周内举起五十磅的重物，那么我们应该制定的目标是：两周内举起十磅的重物和四周内举起二十五磅的重物。

一些人发现通过某种形式来正确的记录目标是有益的——比如在墙上粘贴每日的记录便条。记录长期目标和短期目标的进程表格可以通过以下网站得到：www.livingabled.com。

有的时候最好在每天的固定的时间来记录——不要担心未来。

健康的身体

坚持有规律的身体锻炼是我们能够保持身心健康的最重要的事情之一。受伤、疾病或者重大的灾难不该使我们脱离正常的生活状态。我们应该尽我们所能进行锻炼，而且我们希望我们做到最好。

保持活力

1969 年，Mile Stojkoski 在一次车祸中受到了严重的脊髓损伤。这次车祸导致他双侧下肢截瘫。严重的休克和心理创伤后，他在复员后积极投入到工作中。他甚至完成了各种体育运动比如体操、皮艇、乒乓球、橄榄球和游泳。

Stojkosk 意识到其他一些人当面临这样的不幸时，不总是积极和充满自信的，不像他那样能够适时地调整自我来恢复正常的生活。因此他自愿成为一名演讲者，他坐着轮椅周游全国来讲述自己奋斗的经历。

体育锻炼可以增强我们的体质和精力，改变我们的意识，延长我们的生命。锻炼可以控制我们的体重，减少疾病，愉悦身心，促进睡眠，甚至可以和谐我们的性生活。

当我们受伤或者疾病时，我们需要休息是合理的。然而，当我们把精力集中在身体的恢复和增加运动的时候，我们就会恢复的更快。像专业运动员一样，我们应该尽早的回到赛场。

当我们不能进行有规律的体育锻炼而且早早的退休，我们退休的越早，我们就越少能够进行体育锻炼。我们可以通过现在就开始并且进行持续的体育锻炼来打破这种恶性循环。

当我们越少进行锻炼我们就更容易痛苦。经受了损伤和病痛，更加积极的态度将会帮助我们。体育锻炼是一种有效的抗抑郁的方法，相对于抗抑郁药物来说这种方法更加健康。

如果我们在某个时刻变得消极，我们就需要更加高强度的体育锻炼。快走或者游泳是一个非常良好的开端。我们需要良好的状态，柔韧性和力量。最理想的状态每天至少 30 分钟的锻炼——当然任何长度的锻炼都比不锻炼好。

健康的饮食——饮食的选择影响我们的健康和体重。控制我们的食欲比任何其他的极端的工作都更加有效(全天的、专业的、奥林匹克训练水平)。

无论我们吃什么我们吃多少，食物对我们的健康的恢复都是非常重要的。新鲜的、未经加工的食物对保持健康和恢复健康都是有帮助的。高糖饮食和高脂饮食对我们是有害的。有时候我们会买一些加工过的食物，因为他们便捷便宜，使我们更加方便。像选择过度的药物治疗一样，他们可以使我们饱得快点。像制药一样，美国的食品广告使我们更加愿意去购买那些被加工过的食物。最好的选择是新鲜的水果和蔬菜，优质的蛋白(包括动物的或者植物的)和谷物。

我们需要液体。我们的身体是由水组成的。水能够携带营养，排出毒素，为我们的各个器官提供氧气。一个生活在正常环境中的成人个体每天需要饮用 9 到 13 杯的水来维持个体的正常活动。实际上我们并没有饮用如此多的水,我们通过食物得到了大量的水分——尤其是通过新鲜的水果和蔬菜。

我们最好是饮用水而不是高糖和/或者碳水化合物饮料。

目前医生推荐我们每日的糖摄入量不超过 6 汤勺,这相当于 24 克的糖。但是实际上美国消费者每天糖的摄入量是 22 到 30 汤勺——已经数倍于推荐计量。其中大部分都隐藏在我们日常的食物加工过程中。一瓶水果饮料、一块品牌蛋糕或者四大勺烤肉酱油所含有的糖量都远远地超过了我们每日的需求量。高糖导致我们肥胖、糖尿病和其他的问题。

在美国的人群当中只有不足三分之一的人群是低体重或者有正常的健康体重。大概有超过三分之一的人群是超重的。

同时超过三分之一的人被认为是肥胖——他们的体重指数都超过了 30。体重指数是基于我们的身高和体重计算的。这个指数不能准确的估计我们的体重但是他却有非常重要的指导意义。我们可以通过网络来获得体重指数的计算方法,网址如下:www.livingabled.com。

肥胖增加了许多疾病的危险,比如癌症、抑郁、糖尿病和高血压。肥胖可以导致许多健康问题,包括肌肉、神经、肌腱和骨骼,比如背痛、关节痛和腕管综合征。这些都会导致我们的功能损伤。

为了保持健康的体重,我们的饮食习惯和我们的运动习惯都需要改变。为了长期的保持我们的标准体重,最简单的方法就是低热量的饮食,使我们从饮食中摄取的热量低于我们消耗的热量。我们需要精致的饮食和保持良好的状态。饮食是为了恢复我们的体能——当我们从肌肉损伤中恢复过来的时候我们需要摄入大量的蛋白来补充肌肉的消耗。我们应该把我们每日摄入蛋白分成四到六小块瘦肉蛋白,比如熟牛排、天然奶酪、鱼类、家禽或者清乳蛋白食物。在疾病恢复的早期我们应该摄入足量的碳水化合物。但是一到两周后,我们应该注意不能摄入过多的食物使我们的体重增加。健康食物的选择包括谷类、水果、燕麦和其他的谷类和植物。我们应该尽量避免高糖饮食和碳水化合物的使用。

脂肪有好有坏,欧米伽三和单饱和脂肪能够有助于消除炎症。这些优质脂肪主要存在于牛油果、鱼油、坚果、橄榄油、亚麻、南瓜、向日葵和亚麻籽中。如果我们能够尽量避免或者减少应用加工食物中的罐装脂肪和饱和脂肪,那么我们就会变得更加健康。

睡眠——睡眠对我们是至关重要的。科学家一直在致力于研究睡眠是怎样来恢复我们的体力和精力的。白天积极的工作将有助于我们夜晚充足的睡眠。当我们想去休息的时候我们再上床睡觉(而不是在看电视),晚上睡眠前尽量避免饮用咖啡。

吸烟——有时候我们需要做出决定,比如抽烟或者酗酒,或者吸毒。这些决定会损害我们的健康,减慢我们的康复过程。

到目前为止,不管我们个人的实际情况是怎样的,我们都知道吸烟有害健康。目前科学家的研究表明吸烟可以使平均寿命缩短十年以上。因此对于我们来说戒烟可以延长我们的生命,提高我们的生活质量。

可能我们都不知道的是吸烟也能够增加一些慢性疼痛的风险,包括慢性的背痛。有慢性背痛的吸烟者可能有更高的风险导致功能缺失、抑郁和不良事件。

我们有很多方式来戒烟。应用尼古丁布片和/或者咀嚼尼古丁口香糖来戒烟。药物可以使我们更早的戒烟。政府和许多公共组织也在帮助我们戒烟。所有的这一切都始于我们戒烟的决心。

健康的精神

精神是一个非常难以界定的含义,它取决于我们的信仰。他反映了我们身体和大脑之外存在的东西。如果我们有了更高的信仰能够帮助我们克服躯体和精神的挑战。一些人可以从宗教信仰中找到精神的概念。

判断力、信仰、希望

Bethany Hamilton 现在是一个来自夏威夷考艾岛的职业冲浪运动员。在 2003 年,她 13 岁的时候,遭受了鲨鱼的攻击而失去了左臂。然而在那次受伤不到一个月后,她又重新回到了海岸继续冲浪。而且她在重新冲浪比赛的三个月内获得了全国冠军,这距她受伤仅有一年的时间。她在冲浪自传中分享了她的经验和她的信仰。她的书后来被改编成同名的电影。她个人的人生信条是无论你做什么都做到最好。对她和大部分人来说,信仰为我们提供力量。就是希望。她的勇气已经变成我们大部分人勇气的源泉。

有时候我们感到自己已经被打倒。一个健康的精神能够帮助我们度过最黑暗的时光。为我们自己或者为别人祈祷是我们寻找心灵支持的一种方法。对于大部分人来说我们的信仰给我们提供了目标和恢复的基础。

我们的行动

我们调控自己的生活，接受我们的现实。健康的大脑、身体和精神使我们生活更加丰富和幸福。

李涛 译（张鹏 校、韩修武 审）

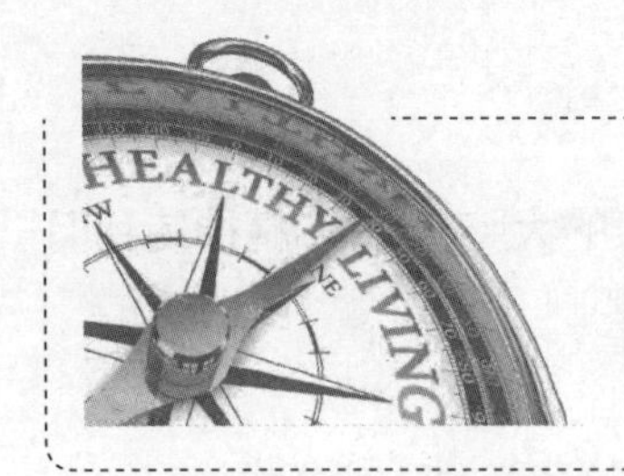

3 思想和身体如何紧密联系

我终于发现了它。

我通过阅读发现了这句名言“喜乐的心，乃是良药，忧伤的灵，使骨枯干”。

我知道我可以忘记过去的伤害——我只需要改变自己的思想。

这一认识改变了我的生活。

挑战和收获

人们遇见的问题对自己来说可能非常困难，有时难以克服。有时候遇见的问题确实非常严重，但通过观察别人的处理方法，可能会有所收获。

通过深入了解受伤战士和退伍军人的生活，人们可能会获得一些精神上的鼓舞。这些军人可能受过严重的创伤，可能失去了手臂或下肢，也可能脊柱受到了严重损伤，但他们敢于面对战争的极度恐慌。他们没有失去勇气。

截肢伤残军人垒球队

许多美国伤残军人深受截肢伤残垒球队的影响，对生活充满了勇气。这些运动员来自退伍军人和现役军人，他们因为战争失去了上肢或下肢，但他们年轻、有竞技精神而且运动天赋不错。这些运动员中，有人失去手臂，有人失去腿，还有人双下肢膝盖以下部分全部截去。他们通过垒球比赛声名鹊起，让人们知道军人的牺牲精神和永不退缩的勇气，鼓舞人们克服任何挑战。这些运动员通过开展自己喜欢的运动项目，实现了自己的愿望，他们的座右铭是“肢体残缺，但生命无限”。

我们心目中的想法——态度、信念、观念、韧性——显著地影响身体的变化。思想和身体相互影响，甚至思想影响力更大一些。保持强大的精神世界可以带来动力，掌控这些理念有助于把握生活方向。

我们的态度、信念和观念是由我们的经历形成的，也容易受到他人影响。

 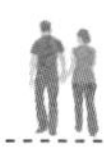

面对创伤或疾病时，有人变得更加强大，有人变得“残疾”了。有时候，一些人为了自己的控制欲和贪婪欲，或为了恪守陈规或仅仅为了方便自己，企图限制我们的权利和自由。

为了更好的理解态度、信念、意识和韧性的作用，需要关注思想和身体之间的紧密联系。身体、思想和精神是紧密联系的，现实生活的任何改变会影响整体生活。

躯体受到伤害时，身体会发生变化。痛觉是由局部神经反射传导至大脑而产生的。如果大脑受到强烈的疼痛刺激或长时间的疼痛刺激，最坏的情况是强烈的疼痛刺激持续时间较长，大脑在一定程度上发生了明显改变，身体也将发生变化。身心变化可能影响情感和精神状态。

身体具有自我修复能力，可以修复许多创伤但不是全部。通过生物进化作用，人类失去了四肢、重要神经和器官的再生功能——虽然有研究表明，随着医学科学的发展，人类可能通过一些技术手段重获部分再生功能。目前最成功的康复来自于人们开始关注人的自身及其构成。

为了更好的理解身体、思想和精神之间的联系，没有比那些身残志坚的人更合适的人选了，虽然他们的身体经受了严重的考验和挑战，但他们生活的非常愉快和阳光，而且对社会的贡献也不小。不幸的是，有些人遇见一些小小的打击便深陷其中不能自拔。一些人遇见问题便逐渐过上了消极的生活，但一些人虽然面对相同的或者更严重的问题，生活却更加积极向上。

当人们不能控制和理解眼前发生的问题时，可能变得困惑、压抑和恐惧。对事件的理解可以提高应对能力，有助于成功处理一些不可控的事件，有助于越过一些起初看来不可能逾越的障碍。同时可以提供清晰思路，应对政府、健康、保险和司法部门迷宫样的复杂流程。

有时，人们在受到伤害或疾病的困扰后，迎难而上重新塑造自我，超越自我，不是自我抱怨或沉浸在自怜之中，而是把灾难和挑战作为成长的机遇和动力。人们常常过分关注自己的损失、痛苦和其他不适症状，其实可以有更好的选择。

当我们面临损伤或疾患，不再是以前的自己时，完全可以成为全新的自己，不需要把自己看做是残疾人，只是能力不同罢了。可以思考自己的未来，可以从他人身上学习一些东西，虽然常人看来是不可能逾越的障碍，但他们可以从容面对，热情拥抱生活。

勇气

2012年有个电影叫《超级战舰》，其中一段经典剧情讲述的是一个失去下肢的退伍军人，翻越高山去阻击外星人对地球的侵犯。这个受伤的英雄为了拯救世界，无所畏惧，具有强大的使命感和责任感。

显而易见，这是一部科幻电影，电影主角是美国海军上校格雷戈里·加德森，但现实生活中的他可能比电影本身更加感人。2007年，加德森在伊拉克因路边炸弹爆炸失去了膝盖以下的双腿，因此成为双腿截肢者。2009年，加德森成为第一个接受动力假肢膝盖修复的人。这项技术在当时是最先进的，具有人工智能和感知技术，可以使膝盖以下截肢患者恢复行走功能，同时让患者以自然步态行走，增加患者的自信心。

这位退伍军人受伤后重返校园，开始学习并取得硕士学位，被额外授予荣誉学位。在一次激动人心的演讲之后，加德森开始担任纽约巨人足球队副队长。没人知道加德森演讲的确切作用，但是演讲之后，巨人队开始在2007年超级冠军赛中连续获得10次胜利。在《超级战舰》拍摄结束后，加德森继续效力于足球队直到2013年。

加德森说过，“我不能忍受退出，我不能忍受寂寞，我不能忍受放弃”。

那些通过自我激励来应对挑战的人们，常常有着共同的信念，即超越生理或心理极限继续前进，过上丰富多彩的生活。许多时候，人们可以把身体上的残缺化作力量。

经常有人将这种信念称作为承诺、自信、勇气、决心、信念、希望、乐观、目标、韧性、精神和眼光。

无病呻吟

“无病呻吟”用来描述我们中的一类人，他们仅有一点点疾患迹象却总认为自己残疾了或装作残疾了。有时我们成了一些体制的受害者，这些系统常常遵循简单省心的方式处理问题。对有些人来说，与给我们提供支持以获得新的开端相比，把我们诊断为“残疾”更省事。有时我们成为一些人的受害者，他们从我们的不幸中获利。

我们残疾的形成过程可能存在一个各参与者组成的复杂网络。起初可能因为缺乏教养、陋习或对于权利的期望高于对义务的期望。通常这也与缺乏良好的有效应对技巧的培训有关。

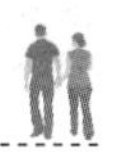

外在因素可能驱使人们做出无病呻吟的举动，但是无论如何都需要认清自己的独立性和责任性。人们需要通过努力来改善和重获健康，继续生活。

约翰是一个积极向上的有为青年，20 岁的时候他在工作时不慎从梯子上掉落，当时出现后背强直和疼痛的症状，立即被送往急救室。脊柱 X 线检查提示脊柱“椎弓峡部”骨折。

约翰试着去理解椎弓峡部的概念，不清楚骨折意味着什么，只记得自己的一个表兄因为脊柱骨折，导致腰部以下瘫痪，因此约翰变得非常担心。

约翰求助于一位疼痛科医师，医师给予他阿片类止痛药物，并告诫约翰避免任何活动以免加重损伤或出现其他问题，需要定期规律复查，并可能需要终身复查。

医生反复强调，无论约翰做任何活动，不管体育运动还是工作，均有可能加重损伤，这让约翰非常害怕。

约翰每周都准时拜访自己的主治医师，除此之外，停止所有的活动，整天都在休息；他认为自己余生将在残疾中度过。他悲观厌世，失去勇气，极度疲劳，体重急速增加，认为自己不再是一个正常的人。

一年后，在一个好朋友的极力推荐下，约翰拜访了另一位医生。这位医生非常同情约翰的境遇，认真聆听了约翰的担心之处，认为约翰的伤病情况较为常见，一般不会引起长期严重问题。这位医生告诉约翰，其实他的情况符合“腰椎椎弓裂”，是青少年运动员中引起后背疼痛的常见原因，30% 的青少年运动员都存在约翰这种情况。

于是，约翰开始了一系列的身体锻炼计划，10 周后约翰再次开始了自己的运动项目并恢复工作。

由于第一个医生的建议和自己表兄的实际情况，导致约翰坚信自己的背部出现了骨折，极容易瘫痪，所以被担心支配了自己的生活，变得不再积极向上并丧失了自己的运动生涯。

当被告知自己的情况其实非常普通，不会引起严重问题时，约翰的信念发生了改变并重获新生。

那些勇于挑战和突破的人对自己的自我描述不同于那些无病呻吟的人。为了避免被一些错误的认识所困扰，人们需要从一些悲情故事中体会励志精神。

那些无病呻吟的人，通过医师的检查，没有发现任何生理异常表现。体格检查无典型异常体征。如果人们坚信自己身体有残缺，但找不到任何明确病因，可能会变得异常暴躁。人们可能主要关心的是自己不能做什么，而不是自己能做什么，因此深受困扰。只有对这种情况非常了解，才能克服过去的不良情感。

如何与众不同

身体、思想和精神决定自我，有人积极向上，有人无病呻吟。

身体的变化与人们的遗传、营养（包括早期营养和父母的营养状态）、环境暴露、损伤、疾病和生活方式的选择有关。儿童期以后，身体变化受酒精、烟草、药物、饮食习惯和体育锻炼影响。

思想决定人们应对压力的方式（包括日常生活和重大生活改变）。思想可以区分正常与否，例如不适或疲劳，伤害或疾病。一定程度上，人们在看到别人处理潜在不良事件的方式后，常常会有所感悟。一些人在处理创伤、疾病、压力和残疾方面优于别人，一些人在处理生活危机方面更加富有韧性。

我们的精神反映了我们是谁，超越了我们的身体和思想。精神可以被称为我们生活的意义或灵魂的本质。我们的身体和思想可以被精神激励而加强。

当人们对自己的生活和工作比较满意时，应对健康挑战时可能会做的更好。人的个性、意志和以前的精神问题都会影响应对新问题的方式。人们获得利益、财产等的感知也会影响其反应。

人们将这两种行为特征总结为一个自我评价表，一是“被挑战被激励”，二是“不必要的自我颓废”。尽管以上两种特点可以概括大部分人的行为特征，但世界上没有那种可以总结所有人反应的完美表格。人们越多的表现出积极向上的状态，就越能享受健康的生活。

“被挑战被激励”与“不必要的自我颓废”自我评价表

	被挑战被激励型	不必要的自我颓废型
行为	感到愉悦	压抑沮丧
灾难降临感	几乎不	经常
自信	强	弱
应对技巧	强	弱
情绪	怀有感激	带有愤怒
强调	强项	弱点

续表

	被挑战被激励型	不必要的自我颓废型
借口	很少	很多
恐惧	几乎没有	经常
关注点	功能	症状
健康常识	高	低
诚实	是	有可能
希望	经常	几乎不
幽默	经常	几乎不
诉讼	很少	经常
感知问题	机遇 / 挑战	障碍
感知态度	积极	消极
身体	主动	被动
反应	原谅	责备
关系	独立	依赖
韧性	强	弱
责任	自我责任	他人责任

人格自我评定

参照下述条目自我检查

- 别人认为我愉悦
- 我期望最好结果而不是最坏
- 我对于人生充满自信
- 我有很强的自我复制能力
- 我关注自己的强项而不是弱点
- 我很少编造借口
- 我通常无畏
- 我更愿意表达感激而不是对他人愤怒
- 我关注自己的功能性能力而不是病症
- 我有健康知识
- 我诚实
- 我充满希望

- 我有幽默感
- 我尽可能避免律师或者诉讼
- 我乐观
- 我主动
- 我把困难当做挑战而不是障碍
- 我原谅他人
- 我独立
- 我自我负责
- 我有韧性

以上条目符合的越多，提示人们越有可能在生活中做的更好。如果以上条目符合的很少，就应该适当的进行自我调整，以便将来做的更好。

思想——改变历程

对痛苦的感知存在于大脑，人们通常所说的身体某个部位有疼痛感，比如背部、颈部、肩膀等等，实际上这些疼痛感是来源于大脑的。

日复一日，年复一年，人们常会感觉到身体在发生变化，或好或坏，其实大脑也在变化。随着年龄的增加，不仅脸部在发生潜移默化的变化，大脑也在不知不觉中快速适应改变。

信念和经验在结构上改变着大脑，我们的信念和经验成就着我们自己。大脑和神经系统在功能和结构上不断适应环境变化，这种不断的改变被称为“神经可塑性”。

我们大脑和神经这种改变通常源于不断重复的活动。这是好消息。即使是成人，大脑依然有适应性和可塑性。经验与实践产生运动员的肌肉记忆或者音乐家的演奏能力。

伤病对大脑造成损伤，人们不断接受治疗的目的就是为了让这种重复的治疗对大脑产生积极的改变。这种改变被医师用大脑图层工具看到并储存。并不是所有的改变都是好事，长期慢性疼痛患者或者毒瘾者脑部也可发生改变。

科学已经进入神经影像时代，神经生理学带给人们一些全新的视角。脑部 SPECT 和 fMRI 可以提供实时脑部血流和活动。

慢性疼痛患者大脑中通常被叫做“疼痛基质”的区域有可能会呈现非正常图像。当痛苦来自身体不同部位或者由于不同原因(甚至痛苦情绪)，同一区域都会受到影响。

作为大脑连接点的神经突触会改变人们所相信的东西，常常基于医师给出的诊断。相信医师的诊断，关注受伤经历有可能导致额外的更加明显的症状。

有时候其他人试图改变我们所相信的东西，从而符合他们的目的。这样做有时候效果非常显著，但有时候效果不是很明显，以至于人们都不知道到底发生了什么。

如果人们少关注症状，大脑就可能回到受伤前的状态。我们自己相信的东西有时候在很大程度上决定了自己到底是谁。

后天性无助

有些人在处理压力方面较为灵活，但有些人却感到非常无助。

玛丽和大卫是同一家公司的员工。玛丽喜欢体育运动，包括网球和跑步，大卫在业余时间喜欢放松一下自己。

有一天玛丽发现自己的脖子比较疼，于是找到一位运动科医生泰勒。医生再三安慰玛丽，她的症状非常常见，不需要特殊检查，不需要特殊治疗，只需要做一些伸展运动，配合口服一些非处方药即可。很快，玛丽的症状基本消失了。

有一天大卫突然出现了颈部疼痛症状，立即就诊于急诊科。当时由于急诊科有很多创伤患者，医生建议他去伤病治疗中心找米勒医生。

米勒主要诊治非致命交通事故患者，不收治严重创伤患者。他的收入与工作量成正比，收入由许多部分组成，包括检查和就诊费、测试费、治疗费（其中一些可能是可疑的）以及药物与设备的买卖差价（通常是在其他地方购买价格的几倍）等。逐渐地，他发现他的病人病情大部分是由交通事故或者工伤导致的（由他人担保付费）。

米勒建议大卫好好休息并口服药物治疗。但大卫非常着急，通过进一步脊柱 MRI 扫描检查发现他椎间盘出现退行性病变。其实 MRI 扫描提示椎间盘退行性病变的情况在大多数中年人中都存在，很有可能也包括玛丽。然而，米勒认为这种情况非常严重，需要进一步治疗，当然，医生也很愿意为他治疗。其实主要的问题是大卫的疼痛症状，过分关注有可能导致更严重的问题。

当大卫在家休养时，他看到电视广告介绍一位律师，专门为那些工作中受伤的患者争取利益，进而拿到抚恤金。大卫立即联系到律师贝克。贝克表示愿意为大卫担任诉讼律师，承诺在拿到抚恤金前绝不收取任何费用。

律师建议大卫听从米勒医生的意见，不要积极锻炼，因为这种“危险的”举动有可能导致抚恤金的减少。米勒与贝克是早已合作过多次的伙伴。律师没有跟大卫提起过高昂诉讼费的情况，因为只要诉讼成功，服务费非常可观。

大卫依然活在非常混乱的生活中，自己努力活着，律师和医生也积极的给予他支持和帮助，他没有考虑过老板的感受，老板也没有去看望过他。

大卫的病痛感通过医生和律师的作用得到加强，他感觉自己就是一个受害者。他因为不知道以后会发生什么情况而感到非常迷惑，脾气变得越来越坏。

情况变得越来越糟，公司保险协调员针对一些情况不断询问大卫，而且一位律师代表公司对他的情况提出了质疑。独立的医疗评价机构认定大卫并没有受伤。这时米勒尽力安抚大卫，告诉他医疗评价机构只为保险公司服务，自己仍然会帮助他。

大卫情绪急剧变化，愈发感到疼痛难忍，情绪经常失控，不明白上天对自己为何如此不公。

玛丽的医生并没有给她做过多的治疗，只关注玛丽的自我感受和功能变化情况。逐渐地玛丽恢复了正常工作，并且开始了正常的体育活动。

而大卫被卷入无止境的治疗和检查中，他的诉讼案需要自己经常去参与，使得自己精疲力竭，脾气变得异常暴躁。他愈发觉得自己就是受害者，不断刺激大脑神经元和神经突触放电，逐渐加深了这一感觉。

当玛丽认为米勒医生和贝克律师不是真的为大卫的身体健康着想时，大卫反而感到很沮丧，玛丽认为他们是在利用大卫来谋求利益。

尽管大卫不喜欢他的老板，但还是想念他的同事们。他已经三个月没有工作了。大卫希望得到更多的补偿，因为他认为以后的日子很可能与疾病相伴随。

大卫现在非常迷茫，他坚信自己以后会残疾。如果没有其他因素，光是他的信念就足以使他残疾。如果人们 3~6 个月不去工作，重返工作可能性会减少一半。如果人们不去工作，因病提前死亡的几率就会增大。

无论大卫患什么病，他的病情只会由于心理因素而恶化。神经可塑性对他的大脑产生消极影响，并且持续很久，有可能终身。所有的一切都可以逆转，只要他愿意改变他的感知。更重要的是，有可能会预防疾病发生。

尽管大卫和玛丽病情一样，但大卫处理问题的能力不如玛丽灵活，他觉得

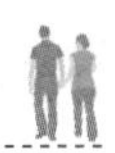

自己很无助。人们对于压力的处理方式深受以前经验的影响，但以前的经验不能完全控制自我。人们不去努力获得积极的结果，也不去尽力想办法来弥补过错导致的坏结果，所以就放弃了独立与自由。

压力或者其他心理疾病是由于人们不相信自己可以掌控自己的生命。越认为生命可以被掌控，压力越少，生活品质越高。

了解神经可塑性有助于理解为什么玛丽可以继续工作和正常生活，而大卫却变得一蹶不振。如果要证明自己有问题或者别人要对自己的问题负责，就要关注自己的问题。如果不理解问题的根源，通常就会过度担心自己的症状。

过度的诊疗可能会加重人们对于问题严重性的认识。往往医生做的越多，人们越是担心自己的疾病。

如果我们的问题与可获得抚恤金的伤病有关，那么在美国（以及其他地方）保险制度和法律制度的设置将会使别人做一些并不是以我们的利益最大化的事情。这样可能会使我们认为受伤、生病或残疾比真实的情况要严重得多。这些信念不断刺激大脑，我们会经历更多痛苦，不独立，以及受到不必要的药物和治疗的风险。

通过科学证明，与运动意外造成的受伤相比，在工厂发生的工伤或诸如交通事故等造成的个人伤害会产生更为严重的后果。

我们要做什么？

人们需要向那些被挑战者和被激励者学习，从而避免陷入可以避免的残废（失功）。人们需要保持独立的生活态度，以乐观的姿态处理问题。

善辉 译（李彦生 校、朱绪辉 审）

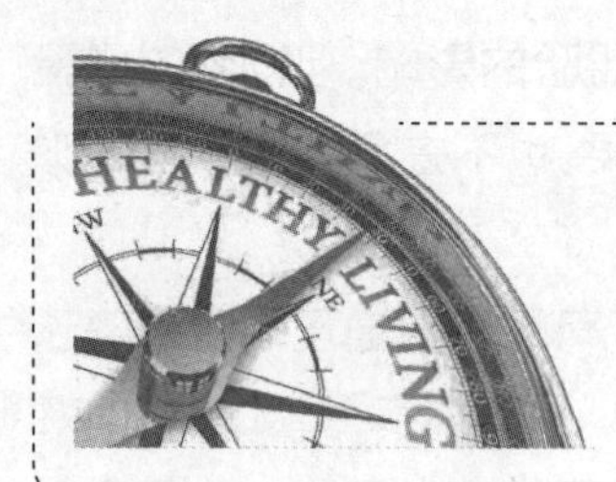

4 我们意欲何为

医生所说的一切恰恰使我更加困惑。他们一直用一些外语(难以听懂的语言)交谈。只有当一个护士解释了究竟是怎么回事,我才开始明白。

最终我断定,我的一些治疗实际上成为了引发我某些问题的原因所在。

现在我告诉我的医生我什么都不去做,除非我明白这将会发生什么——无论是本应得到的益处还是有可能遭受的副作用。我要求他们给我一些科学的、有据可查的、有理由的建议。

慢慢的,我开始感觉好多了。

陌生领域

当我们到国外(外地)旅行,我们要更多地从居住在那里的当地人身上学习,从而更好的理解那些我们遇到的问题。对于我们大多数人,医学和法律正是这样的陌生领域。我们需要理解这些文化背景和他们的"魔力"语言。这些语言强而有力。如果我们不能充分学习去理解这些重要语言的文化背景,我们就可能困惑、迷失;如果没有完全理解这些语言的文化背景就去应用,我们就很有可能言不达意。不能理解我们正被告知的事情,或者自己不能充分、准确的表达,这两者都有可能引起我们真正的问题。

疾病、障碍、损伤、病态和综合征

我们要弄明白何谓"疾病"、"障碍"、"损伤"、"病态"和"综合征"。我们很容易混淆这些术语,从而误导他人、甚至自己。某些问题被称作"疾病"可能并不是真正的"疾病"——比如,椎间盘退行性病变。"损伤"和"综合征"可能被错用。"病态"也有可能并不是反映一个真正的身体问题。

疾病,是一种影响我们身体的异常状态。病变可能引起痛苦、功能障碍、疼痛、甚至死亡。通常我们的医生能够识别出某些明确的问题——那种客观的、可明确的医学异常。疾病可能在生理和心理上影响我们。慢性疾病可能会改变我们日后的生活，比如罹患心脏疾病后，我们只能减少活动，而活动的减少又会导致体重增加和包括情绪低落在内的其他一些问题。

60 岁的杰克正在承受着肩痛的折磨。他就医后，威尔逊医生要求他进行肩部的磁共振（MRI）检查。该检查提示杰克的“肩袖”部位——即肩部包绕的肌肉和肌腱，呈退行性病变。检查还提示上述结构有一处呈现部分撕裂。威尔逊医生向杰克解释病情，上述问题表明他存在严重的疾病且需要接受外科治疗。

杰克受损的“肩袖”及发现的撕裂部位或许并不是引起他疼痛的真正原因。这些变化在我们这样的年纪是常见的。杰克已被告知他患病了——但这并不一定是真实的。杰克的检查仅仅只能提示这些与年龄相关的常规改变。

在某些时候（甚至是医生给予我们帮助的时候），我们会混淆年龄对身体的常规影响和真正的疾病。通常，到了我们这个年纪，头发变灰白、部分或全部脱落——这并不是真正的疾病。

脊柱也会变老，椎间盘（在我们脊柱椎体之间的减震结构）通常会丧失水分，变薄，并有可能膨出、破裂、碎裂或者撕裂。这些变化随着时间推移迟早会发生，并且这是遗传学上的一个重要结果。在 35 岁以上人群中，这些变化存在率为 4/10，而在 50 岁以上人群中更是几乎全部存在。如果我们年逾 50，并且出现背痛以至于进行 X 线拍片检查，这些片子几乎全部提示椎间盘退行性病变。一般来说，这并不是引起我们背痛的原因。急性损伤，比如摔倒或者突然负重，可能使椎间盘问题更加严重甚至引起撕裂。然而，潜在的椎间盘退行性病变本身，随着时间的推移是迟早会发生的。

大多数情况下，医生并不能明确背痛的真正原因。的确如此。医生把这称为“非特异性下腰痛”——但是，在疼痛前冠以称谓，并不意味着医生总是（虽然常常可以）拥有解决方案。

障碍，是一种功能异常或者紊乱。它可以对我们的机体功能造成某些伤害。医生把医学上多说的障碍分为如下几类：情绪和行为障碍，功能障碍，遗传疾病、精神障碍或者机体障碍。有些时候，障碍很难被分类。

情绪和行为障碍，往往是在儿童群体中被诊断，并且它们常常难以被定义。在一些病例中，这些诊断被认为是主观的——也就是说，他们是实施检查医生的个人观点，并不能通过客观测量而判定。通常这些障碍往往以下述表现为特征，如表面上看起来“失控”的攻击行为，或者存在交流上的孤僻，或者极少却极为严重地精神障碍症状，如精神分裂症。

功能障碍指的是在现代医学不能发现任何身体疾病的情况下，我们所表现出的症状。这些也可以被称作医学上难以解释的症状。慢性疲劳综合征（与日积月累的疲劳有关）和肠易激综合征（与腹痛、痉挛和排便习惯改变有关）就是典型的例子。功能障碍的特异性病因目前尚不明确。存在功能障碍并不意味着我们正在装作出现症状，这仅能意味着现代医学不能解释我们为什么出现症状。

遗传疾病是由基因或者染色体的异常所导致的。这些疾病或许是较为复杂的，并与多基因结合环境和生活方式的影响有关。某些肿瘤就可以被认为是遗传疾病的例子。

精神障碍，是心理学类的疾患，可以导致可明确的、以痛苦或能力丧失为特征的行为。根据世界卫生组织（WHO）的报告，在大部分国家中，超过 1/3 的人群在人生的某个阶段都会出现符合某种精神障碍诊断的相关症状。当我们被诊断患有某种精神疾病时，不应该受到指责和歧视。精神障碍可能是一个问题，但这并不是我们本该有的。

机体障碍是常见的。即使在现代医学不能提供合理解释的时候，机体障碍也通常被假定为存在原因的，例如很多情况的背部疼痛。

损伤指的是身体某些部位的物理性损害。损伤可以是急剧（突发和严重）的或慢性的（长期作用的结果）。我们试图将损伤所造成的实际损害与所表现出的症状加以区分。有时候，问题是由某种特定事件所引发的；而其他时候，问题则仅仅是因为长期生活所引起。

病态，是指身体不适的主观感觉。我们感觉到不健康的状态。健康被定义为“完全的身体上、精神上和社会认知上的良好状态”，生病就是指感觉不佳的个人经历。

杰西卡感到病了，看起来也确实如此，大家也都把他当做病人对待。杰西卡需要被照料。

杰西卡或许是病了，可是她没有任何身体上的问题。只有在发现存在身体问题时，病态才被认为是一种疾病。我们可能感到不适、并出现不可否认的症状，但这未必意味着我们存在可被查出的身体问题。另一方面，我们可能确实存在某种严重的疾病，但却没有出现不适症状。高血压或者其他一些疾病，甚至某些早期癌症，都可以没有明显的临床症状。

 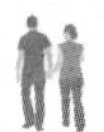

病态是由文化界定和社会公认的。每一种文化都会定义何为病态，而这在不同文化间是各不相同的。在不同的社会里，对于生病、生病了是否需要被照料以及不用再承担原有的职责等方面，均采用其各自特有的行为准则。如果我们认为自己生病了，或者假装生病了，而我们的文化和社会层面也都把我们当做生病了对待，那么，我们就是病了。在美国社会中，“我生病了”这句话，通常是用来表达遭遇了某些令人震惊的情况。

综合征是指某些临床上可辨知的特征的集合，这包括症状（我们供述的感觉）、标志（通过其他方法的客观发现）或者现象（能够被科学的描述和解释的事实或事件）。特异性症状通常包含了某些基本特征。某些症状，比如腕管综合征（手腕部正中神经卡压），是很容易明确的。然而，其他的某些症状，比如慢性疲劳综合征或者复杂的局部疼痛综合征 regional pain syndrome，目前还缺乏能够普遍接受的且详细的定义，并且诊断依然存在着诸多争议。

我们希望医生能够明确诊断各种疾病、障碍、损伤、病态或者综合征。如果诊断是严重的，在进行危险的药物治疗或昂贵的治疗方案之前，花费时间和费用去寻找下一个有资历医师的意见总是值得的。如果医生们对诊断不能达成共识，我们需要寻求两次以上的咨询，来得到令人满意的结果。我们需要竭尽所能地明白，给我们病痛贴上何种标记才是准确的。

当我们感到不适时，我们需要明白，这并不一定存在可明确的身体或心理上的问题。我们还应该认识到，不是所有的损害和病态都是由特殊事件引发的。综合征和疾病可以仅作为生活中的一部分出现，而并没有近期可明确的原因。如果医生告诉我们患了某种“综合征”，我们应该要求详细和彻底地解释这意味着什么。

疼痛、特征和症状

国际疼痛研究协会将疼痛定义为一种“与实际的或潜在的组织损伤相关的不适感觉或情绪体验，或与这种损伤相关的描述”。在美国，疼痛是导致人们就医的常见原因。

疼痛是“主观的”，也就是说它是我们的一种体验，或许我们可以向他人描述但却不能被其他人客观地衡量。

当我们的主诉为疼痛时，通常会被要求从 0（不疼）—10（可想象的最严重疼痛）来描述疼痛的程度——但是医生并没有设备或者仪器来独立的衡量疼痛程度。我们每一个人都有自己对于“10”级疼痛的感觉。当生活发生变化，我们可能会重新定义对于我们何为第“10”级疼痛。

医学特征是指临床医生能够从我们的检查或者临床研究中发现的一种客观征象。这种客观征象可以被多个医生独立地证实。

“体征”并不等同于“发现”。很多被注释为检查“发现”的检查项目并不是客观的——他们取决于我们的主诉。感到压痛或其他感觉的主诉就是例子。医生的其他发现，比如活动度或肌力范围的测量，总会自觉或不自觉地受到行为的影响。因为疼痛或惧怕疼痛，我们所展示出的活动度或肌力要比实际所能达到的少。

迈克尔坐在车中并且停车等待红灯，这时他的车被后方的车辆冲撞。肇事车辆看起来车速并不是很快，而且两辆车的保险杠都没有明显的损坏。尽管如此，迈克尔的颈部仍然感到疼痛。他去看急诊并被诊断为“颈部扭伤”。迈克尔因“颈部扭伤”持续就医数月，他的颈部疼痛持续并且医生也报告他有明显的压痛体征。

迈克尔患有疼痛。迈克尔的医生的报告中所提及“压痛”体征是基于迈克尔所告诉医生的内容。这是迈克尔在接受触诊时的感受，并不是他的医生能够在他不介入的情况下所能确定或衡量的。

症状是我们能够明确的与正常功能和感觉不同的一种感觉。症状可能是急性的或者慢性的。它们可能预示着疾病或异常——又或并非如此。症状是可以进入我们意识并变得麻烦或困扰的感觉。

某些症状，比如头痛、其他疼痛或者疲乏无力，或许意味着我们生病了或者出现异常——也可能并非如此。这些症状并不总是能被近期可测量的潜在的生理变化所解释。

某些症状可能极为正常并与我们正常的现状相关。如果我们进行某项从未有过或长时间没有过的锻炼，那么在接下来的几天我们会感到些轻度疼痛或肌肉僵硬，这是极为正常的。这对于我们重新回到一项曾经规律进行但却已十年甚至数十年没有坚持的运动上来是很常见的。我们的脑海可能记下了曾经的能力水平但并未能被身体所保持。

非特异性症状是指那些我们可以感受到但却并不象征某种特定疾病过程或涉及某个身体特定部位的症状，现代医学能够极好地辨别。再者，症状可以作为某种未确诊疾病的临床表现，又或者这些症状只是由正常的活动以及与某些疾病不相关的原因所引起。感到疲劳是一种很多生理和心理状态下的症状——不过这也是正常的，这是在不懈努力或一整天工作结束后的健康反应。

 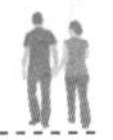

这些症状的存在也可能与包括情绪、观念、想法在内的心理因素有关。当我们担心或者是变得特别关注身体感觉的时候，就更可能出现明确的临床症状。经常会有某些症状在全天都不引起我们的注意，只有在我们停止工作、休息或者准备睡觉的时候才会意识到。

主观经验会受到态度、信仰、偏见、情绪和 / 或歧视的影响。所有这些内部因素可能也会受到其他方面的态度、信仰、偏见、情绪和 / 或歧视的影响。我们大部分人曾经看到过孩子在以某种较小的方式伤害自己但没有太大反应——直到孩子身边的大人看到后变得过度地惊讶，孩子这才意识到而号啕大哭。

之前提到过的迈克尔的颈部疼痛可能是另一个例子。迈克尔本可以去看他的常规主诊医生。医生可能会告诉迈克尔他遭受了轻度拉伤，可以用一些对乙酰氨基酚（常用商品名为泰诺林®）或布洛芬（常用商品名为艾特维尔®或摩特灵®）的药物帮助治疗，数日或最多一周就可以痊愈。

然而迈克尔在创伤门诊就诊的医生可能促使他形成了一个信念，那就是他的颈痛是某种严重问题的结果，需要更进一步的（和更昂贵的）治疗。

随后，迈克尔可能找到某位律师，他可能会强化迈克尔认为自己遭到了严重损伤的信念。

无论哪种情况，迈克尔对疼痛的感知都会受到医生（或许还有律师）的影响。然而，迈克尔可能永远也不会知道他所受到的影响。

不伴有典型体征的临床症状不能反映出重大的身体问题。当我们出现症状，比如疼痛，有经验的医生也不能发现某种疾病的证据，这极少可能是出现了重大的身体问题。

安慰剂效应

当我们在考虑各种治疗的效果时，我们需要明白何为“安慰剂效应”。“安慰剂”是一个拉丁语单词，本意为“我应该快乐”。它指的是无效的或无害的物质，或者在科学试验中经常被作为试验对照的其他治疗。历来安慰剂时常被做成与其他载有被研究活性药物的药丸看起来一样的“糖丸”。为了心理学的治疗目的，有时候医生有意开具安慰剂处方。

当我们认为问题正在被治疗时，我们可能时常有可感受到的或真正的状况改善。之前我们谈到过，身心合一是强大的。尽管这种治疗方案没有生理学基础，但它是真实的。这被称作是“安慰剂效应”。诸多我们和医生积极的接触具备治疗意义是源于安慰剂效应。尤其是当医生呈现出同情和安慰时，甚至他们都不必再开具特殊的治疗。我们去看医生，分享所关心的问题，他们理解和体恤使我们离开诊所时会觉得好很多。

安慰剂效应是对治疗能够改善病情的自我预期。安慰剂治疗或许可以引起真正的生理变化——他们可能导致我们身体的真正变化。安慰剂对于诸如抑郁或者疼痛这类的主观病情更加有效。

如果我们遇到一位富有同情心的医生给予某些药物或者治疗，我们可能会发现原有问题改善了。有时，这种改善可能并不来自于这些药物或者治疗的生理学成分，而是来自于我们自身的预期。这种改善可能来自于安慰剂效应，也可能仅仅是来自于从损伤或疾病中发展而来的自然康复，而这可以在没有任何治疗的情况下出现。

欠佳的预期同样可以引起不良的结果。“反安慰剂”在拉丁语中的原意是“我要伤害”。那些伴有慢性疼痛的人们常常是找很多医生就诊，并且尝试了很多治疗方案都没有效果。我们或许会以所有的失败经历逐渐形成新的看法，并认为没有什么方案能有效。如果我们坚信这一点，当我们被给予一种新的药物或治疗方法时，我们就不会因为这种药物或治疗无效而感到奇怪。

循证医学

当医生给我们作出结论和建议时——是否关于我们的诊断，是什么引起了我们的问题或者给予检查或治疗——我们想要他们有确凿的依据。我们希望治疗是以最佳的可靠证据为基础的，以科学的方法加以鉴别的并且是为了临床决策的。这个过程被称作“循证医学”。

循证医学要求将最佳和最新的医学科学应用于特定的情况。这意味着我们接纳已被证明的有效结果，而不是医生自认为可能的有效结果。循证医学从来不以个人观点和经验之谈为依据，它是以最佳的、最新的科学信息为依据。

循证医学是一项重要原则。我们要理解并运用这一原则，要求它应用于所有与我们健康相关的决策。推荐给我们的任何诊断或治疗的利弊的科学依据强度都可以通过循证医学进行评估。

证据常常是来自于近期医学文献的系统综述。循证医学将临床证据加以分类及评估。对于特定治疗的最强有力的证据来自于随机、三盲、安慰剂对照

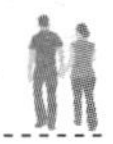

试验。这些研究包含了多个步骤，避免了任何个人偏好或提前预期对试验结果的影响。

这既是科学，也是一门医学“艺术”。这门医学艺术或许下意识地反映在对疾病的诊断上，这些诊断是源于个人大量的重要经验方法，从微小细节中即能获得。然而，基于个人经验的诊断并不像基于最佳科学依据的诊断那样可靠。当以循证医学为我们特有状况的指南时，这门医学艺术得到了最佳体现。有时候医学“艺术”也可能会提供有益的安慰剂以利于我们的康复。

个案报道，没有证据支持的“专家”意见和病人感言，都不是循证医学。如果朋友建议“你应该试试这种方法，因为对我有效”或者医生开口就说“在我看来……”，我们必须予以质疑。

循证医学起源于古代和中世纪的医学，然而其发展为现代学科则主要源于已故的英国流行病学家阿奇·柯克兰(1909—1988)从1972年开始进行的工作。他最初的努力已经被全世界的各个高校进一步发展和系统化。一个被称为“柯克兰协作”的国际网络目前已经涉及了来自100多个国家的两万八千多人。

柯克兰协作网站(www.cochrane.org)和其他的循证医学网站可以提供重要的资源，以帮助我们以广泛的视角并且基于最前沿的医学科学进行决策。医生不可能对所有可能的医学问题的最新进展了如指掌。他们要面对严苛的时间表和忙碌的生活，而医学科学则一直在发展。

常用的互联网搜索引擎排名在很大程度上是根据点击率或者提及特殊位点的频率——有时甚至是付费——并运用搜索算法(一系列用以解决问题的规则)精细计算的结果。在那些宣传更好、资金更雄厚但却有失偏颇的网站掩映下，精准的科学信息可能很容易丢失。有很多在互联网搜索引擎排名很高的网站展示的都是不准确的信息。

最新的循证医学发现可能会通过关注于某一特殊医疗领域或问题的医学专家团队或协会集中收集起来。在对这些科学研究进行回顾并且得到这些团体或协会的认可后，这些发现或许会被用作治疗或作为操作“指南”。指南用于总结科研结果，并且为合适的诊断研究和/或治疗提供建议。我们可能希望医生能够提供针对于我们特定情况的相应指南。

我们想要询问医生能够支持他们建议的循证医学情况。在本书(Living Abled and Healthy)的后面你可以找到循证医学网站的列表，并且(该列表)在www.livingabled.com中也可以见到。

共同决策

“共同决策”是一个我们与我们的供应商一同参与制定医疗决策的合作过程。在理想的情况下，这一流程涉及循证医学的实际应用——考虑最佳的科学证据以及我们的价值观和偏好。这一方式的优势是我们拥有充分的知情权以及我们的供应商的专业的知识。

知情权说明我们始终有选择的权利，始终有可选择项，并且所有的选择项都既有好处也有风险。有时，会有很强的证据支持一个特定的治疗方法，而有时证据可能会支持不止一个方法，或者证据并不能找出一个特别有优势的方法。在我们确定我们需要什么的时候，我们需要认识到我们的价值观和生活环境。

我们要始终记得，我们是在控制着我们的身体，但我们的这种控制需限于我们对身体了解多少的基础上。我们医疗相关的决策应该被共享；我们需要一个合作伙伴。我们对自身的医疗问题知道得越多，越期望控制和对我们的健康负责。有关我们自身的医疗问题知道得越少，我们就越容易被迫接受我们的医生的建议。

医源性疾病

而“医源性疾病”这个词最初指的是由医生的诊断过程或者医学治疗所引起的好的和坏的影响；不过我们现在总是使用这个词来代指坏的影响。医源性疾病现在通常描述由于我们的医学治疗或过程所造成的意想不到的疾病。这个词的重点是它描述了在我们与我们的医疗服务提供者接触之前所没有的一个问题。

我们所接受的医疗可能有时候会令我们遭受不必要的并发症，如损伤、疾病、残疾，甚至是死亡。医源性问题的原因包括治疗的不良影响、无知、不恰当的财务奖励以及过失。在美国，医源性疾病每年估计造成超过二十万人死亡。

比起车祸或者其他的创伤，我们更可能死于医源性疾病导致的结果。很多人经常担心死于汽车撞击。然而，我们死于医源性疾病问题的概率是死于车祸概率的七倍——然而很少有人会担心这些。

当代美国的医疗实践和报销系统通常迫使我们的医生快速地为我们贴上一种疾病的“标签”。如果我们的医生做出了错误的诊断，我们不仅可能会接受错误的治疗，而且我们也可能会相信并且表现的如同我们的诊断是准确的一般。

财物奖励驱动着许多医生尽可能缩短看诊时间。医生可能会依赖于大量的测试和/或过量用药，而不会花费时间来了解我们和我们的故事。时间压力迫使医生快速的书写处方，而不是慢慢的告知我们该如何最好地处理我们问题。

受到我们在美国几乎到处可以听到和看到的药物广告以及匆忙的医生们的影响，我们可能得出了我们自己所期望得到的处方。我们为大多数医生支付的是医疗过程的费用，而不是他们为我们提供的关键的医疗信息。这也就鼓励了药物和医疗过程来治疗——而所有的药物和医疗过程都有其相关的风险。

因果关系

在许多残疾/受伤/疾病补偿系统中，至关重要的是医生要确定我们问题的原因以确定是否是“可补偿的”(是否我们的医疗护理或者其他索赔应该由雇主或者保险公司支付)。车辆事故赔偿只有在问题来自一个特定的车辆事故的情况下才会支付。工人的赔偿只有当条款“我们工作的过程”满足时才会支付，这通常意味着要工作相关的因素导致了我们的问题，且是在工作时发生的才可以。从法律的角度对因果关系的鉴定和从医学观点角度对因果关系的鉴定可能是不同的。

在评估因果关系时，我们的医生需要就“合理的医学概率程度”给出意见。这意味着我们的医生的意见是正确的这种可能性必须大于50%。这高于50/50的掷硬币的可能性——但也仅是勉强高于50/50的掷硬币的可能性。我们的医生必须确定我们所遇到的问题与“合理的医学概率程度”是否有特定的原因关联。

通常是什么导致了我们的问题并不会改变我们如何被治疗。大多数医生并没有接受过评估因果关系的特殊培训。我们的治疗关注于我们的问题，而不是造成问题的原因，因此“因果关系”的研究不是大多数医疗培训的主要元素。

然而如果我们要索赔，这一因果关系的评估则是一个关键的问题。潜在的补偿支付方可能希望否认我们的问题与任何支付方应该负责的情况(事故，环境，工作等等)之间存在任何关联。我们与我们的医生(他们希望他们的服务得到报酬)以及任何需要引入的法律人士，应该努力去证明该关联的存在。

如果潜在的支付方针对其实际应负责的问题拒绝给予我们赔偿，则我们被剥夺了属于我们的补偿。

另一方面，如果我们为潜在的支付方实际上不应该负责的问题寻求赔偿，则不仅我们做的事情可能是非法和不道德的，并且我们也会将我们的健康置于风险之中。医学研究显示，如果我们的问题是“可补偿”的，通常我们的健康结果将不如当我们的问题是“不可补偿的”情况时好。

对于突发和严重问题，比如当骨头断裂时，通常因果关系的认定是简单的。而我们的慢性问题则是更有挑战性的。但是即使是对于由于车祸事故导致的初始突发和严重问题，对于我们或者其他人来说，确定初始事故是否会随着时间推移持续导致我们的问题也是不容易的。

当我们进行索赔时，我们有关初始事故之前情况的记忆，与我们不打算申请赔偿相比，实际上是没有那么清晰。有时我们可能会忽略或者没有意识到实际上在事故之前已经发生过的问题。

如果我们的索赔斗争持续了很长一段时间，则随着时间的推移，我们可能会发现许多由初始事故导致的和非初始事故导致的新问题。我们可能会错误的相信，只是因为新的问题随着初始事故出现，则新的问题一定是由于我们的初始事故所导致的。

我们的慢性问题与我们的工作是否相关，对于任何人来说都是难以评估的。我们肩膀红肿只是由于我们的工作或者我们打高尔夫造成的么？或者单纯的指示老化或者超重的结果？

尽可能准确的做出事故或者工作相关问题的这类决定是一个复杂的科学过程。

日常生活活动

“日常生活活动”（通常写作 ADL）描述的是我们每天都需要做的事情。日常生活活动，我们可以在现在和将来执行这些活动，应该是我们主要的健康关注点。健康专业人员用我们有或者没有执行日常生活活动的能力作为功能状态衡量的一个方法。

日常生活的基本活动包括洗澡，大小便，个人护理，穿衣，吃饭，功能灵活性，个人仪容仪表，性活动，睡眠和休息，淋浴，以及其他类似活动。

日常生活的“工具性”活动对于基本功能不是必须的，但是可以使得我们在社会中独立地生活。这些包括我们对他人的照顾，对宠物的照顾，养育孩子，移动通信，财务管理，健康管理和维护，家庭建立和维护，做饭和清洁，安全程序和应急响应，购物，以及其他类似的活动。

让我们的健康医疗提供者知道我们日常生活活动中存在的任何慢性或者重大的问题是很重要的。我们可以打印，填写有用的表格，并将其交给医生和在 www.livingabled.com 中列出的其他适当的人员（这样他们可以更好地了解我们的情况）。

最大程度医疗改善

每当我们受伤或者生病时，我们总会关心我们多长时间可以恢复。如果我们发生车辆事故，人身伤害或者工商赔偿要求时，这一点将变得尤为重要。我们的恢复日期可能会结束或者触发特定的补偿。

最大程度医疗改善（MMI）描述的是我们的情况已经稳定，在未来基本上不太可能变得更好或者更坏的一个时间点。而我们的症状和体征将维持在这个情况，不再期望会出现整体恢复或者恶化的改变。

最大程度医疗改善在工伤赔偿中尤为重要，因为它反映了我们的临时性和永久性情况的区别。许多赔偿系统当我们被确定处于“最大程度医疗改善”时将任何仍存在的障碍或者残疾认定为“永久性”的——这是现在我们可能会得到的最好情况的另外一种说法。

我们达到最大程度医疗改善所需的时间是不同的，可能从几天（小的软组织损伤，如挫伤或者扭伤）到几年（如果我们遭受到灾难性的伤害，比如明显的脑外伤）。虽然在许多严重的情况下，达到最大程度医疗改善可能需要一年或者一年以上的时间，但适当的治疗——配合我们努力的工作和积极的态度——可能会明显的缩短这个时间。

有关我们的最大程度医疗改善的评估即使是准确的情况下，也只是侧重评价我们的身体，而非我们的思想或者精神。而我们的思想或者精神仍能改善以提高我们的生活质量。

伤残

山姆手臂受伤，经过治疗，一年之后，他的医生声明山姆已经达到了最大程度的医疗改善。山姆的医生基于普遍使用的接受标准，将他的整体永久伤残程度定义为百分之九。山姆处于持续的疼痛中，无法再继续建筑工人的工作。山姆很困惑，为什么当他这种残疾使得他不再能进行建筑工人的工作时，却仅仅得到如此低的一个伤残等级。

当损伤或者疾病损害到了我们的能力，身体上的或者精神上的，暂时的或是持续整个余生的，这都应该被称作一种“伤残”。伤残是我们的损失，功能的损失，或者身体某些部分的异常。我们的功能被认为是在我们日常生活中，我们期望在大多数时间所拥有的能力。

不是所有的情况或者疾病都会导致残疾。残疾的程度取决于情况的严重性以及个体的情况。有些人可能骨折治愈后没有留下任何永久性的问题（无残疾），而有些人在同样的骨折之后却会发生运动能力下降或者畸形。

当我们的医疗护理不能成功地恢复我们正常的健康时即为伤残结果。我们的医疗和手术治疗的目的是帮助我们治愈并改善我们的功能——最小化任何可能的伤残。而当出现截肢或者脑损伤这类问题时这基本是不可能的。

如果我们进行了外科手术，我们应当期望我们所接受的外科手术可以改善我们日常活动情况。我们的伤残情况应该被减少或者消除。任何医学治疗都应该使我们免受损伤。然而不幸的事实是，所有的医学治疗都具有导致不良结果和更大伤残的风险。

如果我们的伤害或者疾病是由于事故或者是相关工作导致的，我们的医生通常会被要求确定我们的永久性伤残等级。这通常是基于美国医学协会出版的名为永久性伤残指南的书进行的，伤残等级以“整个人”功能丧失的百分比表示，从 0 到 100。伤残等级可以反映我们的损失或者我们身体一部分功能的损失，比如手臂、手、腿或者脚。永久昏迷或者死亡会被定义为百分之百的伤残等级。

伤残等级通常用于工伤赔偿中来确定赔偿的金额。我们受伤越重，伤残等级越高，赔偿安置费用也就越大。

不幸的是，大多数医生并没有接受过伤残计算的培训。比如做税，如果医生只是偶尔进行这类计算，则流程将非常缓慢，并且他们的结果可能是错误的。

一些医生想表明他们已经成功地恢复了患者很多功能，他们可能会得出低于真实的伤残等级的结果。其他医生想帮助我们，会给出高于适当的伤残等级的结果，或者是公平的表示他们所认为的我们的伤残情况。我们或者我们的律师，可以寻求较高的伤残等级，因为这样可以得到更多的补偿。

但是我们治疗过程的目标应该是很少或者没有持久的伤残。我们希望完全地恢复甚至改善我们之前的功能水平。如果我们告知我们比实际上的伤残程度更高，并且我们也朝着这个方向发展，我们可能会真的变得比我们需要的伤残程度更高。

如果我们面对一个使用伤残等级的系统，我们希望确保医生知道准确的算法来计算我们的伤残等级。如果不是则我们需要找到一个可以做到的医生。但是我们永远不应该相信我们的伤残等级可以定义我们能做什么，或者根据任何测量就认定我们要面对残疾的生活。

残疾

残疾是不同于伤残的一个独立的概念。残疾是我们能做什么和我们需要做什么之间的差距。

残疾是根据我们在特定活动中的限制和/或约束进行衡量的。这可以通过我们无法符合特定功能需求或者通过我们不能返回工作来被确定。如果我们缺乏足够的能力完成我们需要做的事情则我们会被定义为残疾人。

损伤或者疾病可能会导致我们无法完成特定活动，有时候包括我们的工作。我们的疾病或者残疾和我们的工作能力之间仅存在有限的相关性。

我们以其持续时间和严重程度来定义残疾。残疾可能是暂时的也可能是永久的。残疾可能是局部的，只限制一些活动，也可能是整体的，我们可能不能执行任何有意义的任务。

当我们遭受突然的和严重的损伤或者疾病时，通常是暂时性部分伤残（TPD），这种伤残是暂时性无法执行一些日常有用的活动。我们可能会手臂受伤，因此无法使用手臂直到其痊愈。而当我们面临一些活动终生受限时，则是发生了永久性部分残疾（PPD）。我们已经永久性的丧失了身体某些部分的运动能力或者强度。永久性整体残疾（PTD）则与严重的伤害或者疾病相关——幸好这是不常见的。

我们的伤残和残疾之间的关系通常很难确定。取决于我们日常生活中做什么，我们可能伤残但是没有残疾。一名老师可能失去了一只手臂，但是仍然可以教学。或者我们只是具有相对小的伤残等级，但是对于我们的工作却是整体残疾了。如果我们患有非特异性腰痛，我们可能只能被评为百分之三或者更低等级的伤残。如果我们的工作内容包括繁重的抬和举的动作，我们可能无法再返回工作岗位。这都取决于实际情况。许多系统，尤其是许多工伤赔偿系统，将伤残认为是等同于残疾的。

我们残疾与否与我们个人的看法，以及那些和我们有交往的人的看法有关。如果我们的伤残并没有停止我们执行我们的工作，如果我们愿意迎接挑战，如果其他与我们一起工作的人愿意帮助我们一起面对我们所遇到的困难，则我们中的这些人可能是伤残但是不是残疾。

我们重新再看一下前面我们描述过的山姆的案例，他的手臂问题被评为百分之九的伤残等级。因为山姆过去是一名建筑工人，要使用两只手臂进行重物的抬举操作，所以他无法返回原来的工作岗位。对于一名工人而言，山姆是“残疾”的——但是对于其他的工作而言则不是。如果山姆过去是做文员工作，并且被提供适当的住宿，则他可能就不是残疾。

如果我们的无名指被切断，我们可能会为我们的手指（它缺失了）得到百分之百的伤残等级，而对于我们的手则是百分之十的伤残等级，对于我们的手臂则是百分之九的伤残等级，或者对于我们整个人是百分之五的伤残等级——存在多种不同的方法测量伤残等级。

而一名钢琴家则会面临严重的问题，她可能再也无法履行她的职业了。她可能还可以弹奏钢琴，但是很可能再也达不到演奏会表演所需要的水平了。而如果她是一名律师，则她仍然能够继续她的职业，并且没有残疾（或者只有轻微的残疾，如果她需要使用手指打字，而现在不能打那么快了）。

为了评估残疾，我们需要确定我们实际上哪里受限或是局限的。这比其看上去的要复杂得多。我们的医生可能会被要求评估我们的残疾——但是许多医生并不熟悉残疾情况评估，并且他们的评估可能是不一致的。

医生有关我们受伤后活动的限制和返回工作的建议也是不一致的。医生的建议可能更多地反映了他们对疼痛的观点，或者他们希望取悦我们而没有切合客观现实。医生经常对我们的请求做出回应。我们的医生可能会发现很难真正确定我们是否残疾了。

多年来，我们对残疾的认知已经有很多改变。我们当中一些具有明显的生理 / 心理限制的人如今被认为是受到挑战的但是不被认为是残疾。人们越来越认识到，即使我们有残疾，我们仍然拥有与那些没有残疾的人一样的权利。我们有参与社会的权利，也有权去实现自己平凡——或者不平凡的——生活。然而，如果我们残疾了，我们想要达到目标的挑战要远远不同于其他人所面对的。即使是那些面临显著的限制和严重的残疾的人仍然有保留快乐和丰富生活的权利。

残疾持续时间指南

数据驱动的医疗前提是有足够的实际患者案例的数据，医疗服务提供者可能会依赖于“现实世界”信息的数据分析。基于数据驱动的医疗的建议是具体的并且被设计用于直接使用的。

一个数据驱动的医疗的例子是多年数百万例伤害案例的收集和处理来开发出残疾持续时间指南。历史上平均脱离工作时间的记录被作为评估其他具有同样情况的人需要多长时间返回工作的一个参考。

但是在过去，返回工作“系统”的输出结果在医疗科学上并不认为是成功的。“平均脱离工作时间”也没有被医疗科学家视为避免不必要的残疾的一个可接受的目标。和统计人员一起工作的职业医疗专家在寻求更复杂的模式来识别现实的较短的恢复工作的目标时间。这些目标，也用天来表示，是基于我们所期望的在特定医疗条件下的生理恢复。当前恢复工作的目标时间通常是早期的实际平均脱离工作时间的十分之一。新的指南专注于我们的自然愈合过程，同时考虑了我们执行给定工作所需要的活动的水平。

“最短持续时间”表示我们执行一项工作的风险的持续时间，对于作为受伤工人的我们或者对于我们的同事，在这之前是不可能返回工作的。这一医学上要求的离岗时间往往几乎对于所有的医疗情况而言都非常短。

“最佳持续时间”，相当于我们可以在不断增长的难度水平下工作的能力，遵循“最短持续时间”。随着高质量的护理和各方的积极参与，在这个期间回去工作基本上都是可能的。

“最长持续时间”表示残疾持续的时间已经超过了医学原因导致的实际时限。当案例超出“最长持续时间”时，问题通常已经是一种容忍——说明我们不愿意再应付，或者“容忍”用我们挣得工资来交换我们的症状。可以说，如果我们的工资增加，或者我们的主管更换，或者任何其他我们工作上主要忧虑的问题得以改变，我们可能会很快地决定我们实际上有能力返回工作岗位。

残疾持续时间指南有效地将我们恢复的医疗方面和非医疗方面区分开。如果我们自然痊愈后再返回工作岗位，则我们将同时获得健康和生产能力两方面的回报。

张鹏 译（李涛 校、韩修武 审）

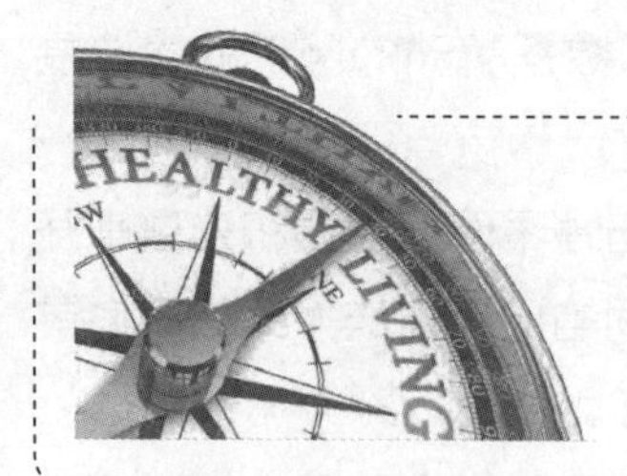

5 什么伤害了我们?

当被告知有退化性椎间盘疾病的时候,我害怕极了。是我的律师推荐的医生告诉我这个消息的。这意味着我的颈痛症状要陪我一辈子了。

后来,我的保健医生告诉我那并不是疾病,就像白发一样,基本上只是正常的衰老过程,而不是真正的疾病。

我懂得越多,害怕的就越少。害怕的越少,受到的伤害就越小。

过多的诊断名称

当说起什么伤害了我们,应该首先明确是什么问题导致的。一旦问题明确了,或者说诊断了,我们就能明白需要怎样的关注程度,并考虑采取什么样的应对措施和治疗才是最好的。

当医生检查出我们身上的疾病,他们会给出具体的名称也就是疾病的诊断。通常这些疾病名称是医学术语,晦涩难懂,让我们一头雾水。如果完全弄不懂医生说的是什么,我们应该立即提出来,让他们用我们能听懂的的词汇把问题说清楚——不管多长时间。

有时诊断太具体了,比如“20% 腰椎压缩性骨折”,通俗的说法是在后背下部有块椎骨被压扁了。而有时诊断太宽泛了,比如“非特异性下背部痛”,或者简单地只反映症状,例如“手臂痛”。有时医生可能只是用“综合征”来描述我们的病痛,意味着相关联的临床特征组成了某种疾病。我们可能只有症状,而这不一定和某种能诊断出来的疾病有关。

医生用疾病诊断来像贴“标签”一样把我们作为病人并进行区分,这种做法是常见的但是错误的。这种现象不只是在医疗领域出现。例如,汽车维修工人用“修刹车”或者“换发电机”作为“蓝色福特车”的代称。这样的做法在车上问题倒不大,但当谈到人的时候就问题就大了。

用疾病诊断来称呼我们,用我们的伤害部位或疾病等“标签”来区分我们,

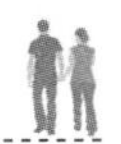

可能造成真正的麻烦。接受这样“标签”,使我们归类为病人。这能让我们失去选择和决断的自由。

“标签”可用来使医疗干预和医疗控制合理化。有时也会让我们接受“患者的角色”,让我们远离诸如工作等个人应承担的责任。

随着时间的推移,在“标签”的基础上,我们可能形成新的行为模式。接受“标签”会降低工作上的机会。与别人如何看我们比起来,我们如何看待我们自己更让人焦虑。如果我们接受以我们的诊断标签“我们”,可能我们开始相信“诊断”会伴随终生——这才是真正糟糕的地方。我们可能无端地被莫须有的“慢性疼痛”所折磨。

我们所有人都在某些时候或多或少感受过疼痛,但并不是所有的疼痛意味着真的受伤或者患病。有时疼痛能让医生诊断出我们真正需要注意的问题。但有时医生会误诊。我们应该让医生解释诊断的意义所在。

无论对错,我们会在诊断上花费大量的精力。如果诊断是正确的,这些付出是有价值的。如果是错误的,我们可能受到不必要甚至有时是危险的治疗。误诊的结果是严重甚至致命的。

汉娜有手臂疼痛的毛病,被诊断为“复合性区域部位疼痛综合征”。她被告知这是一种潜在的严重的终生疾病。她接受了包括镇痛药物在内的名目繁多的治疗。渐渐地她对镇痛药物上瘾了,并且手臂能不用就不用了。因为长时间废用,汉娜的手臂变得越来越弱。

事实上,没有证据显示汉娜的病情比肌腱炎更重——如果没有那些治疗,情况也许好得多。

也许医学检查发现我们的身体“不正常”,但实际上并没那么严重。

随着年龄的增长,脊椎椎间盘退行性病变是常见的影像学诊断。通常椎间盘退行性病变与基因和年龄有关。所以如果我们处于中老年阶段,如果检查发现了此种病变,可能没有临床意义。然而,如果医生告诉我们有椎间盘退行性病变,我们可能无缘无故地担心,更有甚者寻求诸如手术在内的根本不必要的治疗。

衰老导致的改变在我们身体上随处都可发生。例如肩部旋转肌群,软骨和肌腱都可以发生衰老改变。相似的改变也会发生在膝部和其他关节。这些改变大多是仅仅与衰老有关,不一定需要药物和外科治疗。

令人误解的"标签"

疲劳和疼痛是求医的常见原因。很多时候,医生常常也发现不了器官的损伤或疾病客观的证据。对于大多数医保系统来说,要求医师得给出一个诊断才能收费。有时,如果找不到解释症状发生的病因,医生就会用症状给我们安一个"标签",而没有医学上的解释。

人类常常不得不面对还不能用医学检查诊断出来的不适症状。目前医学水平还不能达到完全了解我们的身体和精神的地步。但在人类历史和各种文化中,对不能解释的症状的界定方法一直在进步。

常见的健康问题

常见的健康问题——通常是疼痛相关的疾病——会导致严重的后果,包括残疾。诊断通常不是特异性的。要做的检查主要基于症状。长期和反复发作的下背部疼痛就是一例。

一些医生将一些疼痛相关障碍定义为主观的主诉或"医学上不可解释的症状"。从医学的角度来看这些问题可能不太严重。但患者可能会不同意这样的观点。疼痛症状会导致相当大的痛苦,需要治疗,并且导致很多方面受限。我们许多人症状都不一定反映某种疾病。需要我们甄别是否它真的提示健康出了问题或者仅仅是我们生活的一部分。

对于如何理解这些常见健康问题产生的效应,英国的研究可能有所帮助。Gordon Waddell 是一名国际知名的矫形外科医生,他和很多机构,例如致力于社会心理和残疾研究的 Unum 中心、卡迪夫大学、金伯顿卫生和社会保健研究中心、哈德斯菲尔德大学有学术联系。他研究了同常见健康问题相关的残疾。对于这些健康问题为什么会导致长期的功能丧失?他们发现没有明确的原因,他们强调:

- 通常有很少的疾病、永久性损伤或损害的证据。
- 这些现象是常见的,也就是说,在普通(工作)人群中有较高的发生率。
- 伴有这些状况的许多人,即使是那些有补偿或社会保障福利的人,没有任何绝对身体或精神上的失能,完全可以胜任现代社会大多数普通活动和大多数工作。
- 大多数突然的和严重的发作很快恢复正常(通常是不需要治疗),即使伴发一些长期或复发的症状,也至少足够恢复最基本的活动。

 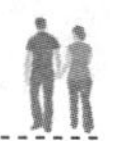

• 大多数伴有这些状况的人仍在工作,相当大一部分无视疾痛的人迅速重返工作,虽然仍有一些症状。

当我们遇到这些健康问题时,许多人最应该需要知道的是他们是能够康复的。如果医生推荐诊断性的检查,我们想知道理由是什么并且是否这些检查结果会改变治疗策略。针对大多数情况的治疗很简单:保持身体活力,注意力放在我们能做什么,而不是放在症状上。经过一段时间努力后,很可能我们会感觉有效了。

慢性疼痛

慢性疼痛很常见。长期的疼痛被认为是慢性的。慢性疼痛可以极大地影响我们的生活,而且治疗费用会很高。很多损伤和疾病伴有疼痛。有时疼痛本身就是疾病。

我们可以通过疼痛的位置、持续的时间或者发病的原因来描述疼痛。疼痛可以由单纯的神经刺激引发,例如踢伤脚趾,或由免疫反应产生炎症导致。疼痛的病因可能由基因病变导致或者是神经损伤或中枢神经系统病变引起的。遗传因素可能会使有些人对疼痛更敏感。

疼痛是主观性的,这是医学上的一个难点——我们可以感知,可以告诉别人,但是别人无法从外部进行衡量。我们用 0 到 10 分的量表衡量疼痛的程度,0 分代表无痛感,10 分代表你能想象到的最大程度的痛感——但所有这些都是主观的。我们有时疼的动弹不得,面部扭曲,大声呼号,强迫体位,无法用语言表达。

在美国,疼痛是就医的最常见的原因。疼痛是吸毒、残疾的主要原因,是关系到我们生活质量和生产力的关键因素。

疼痛加重了个人成本和社会成本。同时,也是医疗机构、制药公司、设备制造商利润的主要来源之一。估计疼痛在美国每年产生的医疗花费和生产力损失高达 6350 亿美元。

慢性疼痛是一个实实在在的医疗痼疾。通常,慢性疼痛定义为疼痛时间持续超过 6 个月(有人定义为十二个月)。常见的情形是,病人持续感觉到疼痛而医生找不到病因。研究表明,在不同的国家在慢性疼痛发病率在 12%~80% 之间波动,差异很大。对慢性疼痛的**感知**有文化方面的影响因素。

慢性疼痛估计影响到 1.16 亿美国成年人。这个数字超过癌症,糖尿病和心脏病人的总和。此类的疼痛在美国的常见程度,可以从 2011 年的美国成年人盖洛普民意调查中窥知一二:31% 的慢性背部或颈部疼痛,26% 的慢性膝部或腿部疼痛,其他慢性疼痛占 18%。共计 47% 的美国成年人——接近半数——抱怨至少有一种慢性疼痛。

慢性疼痛往往与愤怒、焦虑、抑郁、疼痛、恐惧、沮丧或悲伤密切相关。一些研究表明,当找不到身体器质性改变的病因时,心理和社会因素可能是许多慢性疼痛的驱动因素。当诉讼与疼痛联系起来时,这种现象更加常见。科学研究表明,寻求赔偿可以成为宣称患有慢性疼痛的主要因素。人格障碍被认为是另一种重要的危险因素,仅次于赔偿。

慢性疼痛影响我们大脑的结构和功能。慢性疼痛可能会改变我们的大脑的物理结构。大脑处理疼痛的区域可能出现器质性和功能性的改变。随着大脑这些器质性和功能性的变化,慢性疼痛可能会影响到我们感觉疼痛的方式,有时使我们对疼痛更敏感。如果我们致力于积极应对疼痛,有时可以扭转这些变化。

可以使用药物镇痛,但往往药物(特别是阿片类药物)可能会弊大于利,我们稍后将详细讨论这个问题。

慢性疼痛不一定会伴随终生。治疗措施包括重建信心,以及着重于运动和功能,而不是过分关注疼痛。需要我们克服的是对躯体活动的恐惧,错误地认为躯体活动可能会加剧和加重疼痛。循序渐进是关键。心理上的支持,特别是注重改变我们的心态可能会有帮助。研究表明,专注于活动或娱乐可以大大减少慢性疼痛的痛苦。

我们有许多方法治疗疼痛。这些措施包括替代医学、教育、锻炼、药物治疗和心理支持。美国慢性疼痛协会提供优秀的在线资源,包括 ACPA 慢性疼痛药物和治疗指南。

如果牵涉到有关疼痛或其他症状的保险索赔或法律诉讼中,我们更可能关注自身病痛的严重程度。我们越关注自身病痛,大脑中变化就越多,就越可能采取有害的行为。这并不是暗指如果我们有保险索赔或法律索赔我们的疼痛就是伪装的,这是为了提醒我们如果关注疼痛方面过多,相应地关注功能方面就越少了。如果医生只关注我们的疼痛,而不是我们的功能,我们应该考虑是否要换医生了。

疼痛的例子

彻底地讨论我们可能面临各种各样的身体或精神问题完全超出了本书的

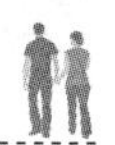

范围。然而对我们来说,探讨一些常见的疼痛仍是有益的。我们可以回顾前面提到的背痛、甩鞭式损伤和纤维肌痛作为例子。

背痛——下背部疼痛是常见的。它通常是我们的生命和衰老中的一个正常的现象。背痛常被认为是背伤,尽管损伤常常不是病因。我们面临的一个问题是我们的下背痛已经被“医疗化”了。现行体制下,更倾向于治疗(医生、其他医疗服务提供者、设备制造商和制药公司有更多的机会获利)。

下腰损伤是最常见的劳动者赔偿诉求的对象。脊髓损伤在车祸索赔中比较常见。研究表明,轻微创伤导致慢性严重的下背部痛最有可能涉及索赔。这些研究发现“严重下背部痛大多是自发或者日常活动中发作的,而不是创伤导致的。”

背痛最常见的类型是“非特异性背痛”和“区域性下背部疼痛”。通常这些术语指的是疼痛具体病因还没有被确定。有时我们的疼痛可能是由于明确的病因,如突出的椎间盘压迫和刺激神经根导致疼痛并向下辐射到腿部。

根据经验,对于中度的下背部痛,医生应该做的是提供咨询和消除疑虑。绝大多数的时候,背部疼痛将会自发减轻。通常我们需要做的就是锻炼(先躯体拉伸然后加强拉伸强度),可能会有限度的使用些轻度镇痛药。

不幸的是,在今天的美国(和其他许多国家)锻炼并不是我们常见的治疗措施。医生、其他医疗保健供应商、设备制造商和制药公司创造无数的治疗方法(包括注射、手术),小工具和药物。这些已经被科学证明无效,但许多人最终还是尽可能多地尝试一遍。

我们应该学会拒绝。如果我们医生一见到中等程度下背部痛立即采用大量且昂贵的检查,开始复杂的治疗项目,或开具多种药物或器具(如背部支架),我们应该考虑找个更靠谱的医生。这些医生可能从中得到的好处比我们还多。

甩鞭式损伤——“甩鞭式损伤”相关的病症是一个有争议的非医疗术语,指颈部突然向后甩动造成的疼痛。通常是在车辆事故中车后部被追尾时发生。大众传媒向社会普及了“甩鞭式损伤”的知识。

通常所有需要的治疗措施是消除疑虑,伸展运动和非处方止痛药。大多数症状在几天内就会消失。研究表明慢性甩鞭式损伤并不常见,大多数情况下没有永久性的损害。

甩鞭式损伤常常是保险索赔或诉讼的原因。影响颈椎慢性甩鞭式损伤的因素包括损伤的严重程度,预先存在的问题(身体和/或精神上的),受伤后疼痛和残疾的预期,文化影响,精神和/或社会压力因素。在所报道的甩鞭式损伤中，对于残疾的预期、家族史或归咎原有症状于事故等似乎是重要因素。

一些医疗执业者从业时套用车祸伤治疗的经验。他们夸大了病情，给了我们错误的印象。不准确的诊断，不必要的检查和有问题治疗可能会让我们产生一个误解：我们的病情很重。律师可能会夸大我们的赔偿数目——通常直到索赔或诉讼尘埃落定，我们才会感到完全恢复。否则，在我们知道损伤的严重程度和持续时间前，保险公司可能要求结束受理索赔。这些外部影响都可能会延迟我们的康复。

一些医生不遵循循证指南，可能让我们接受不必要的治疗。我们可能在数月内一直接受那样的治疗。这些治疗方法可能让我们关注于疼痛；可能是昂贵而且危险的；而且可能浪费了我们的时间。

对于那些标榜自己为汽车事故的专家医疗提供者，我们应该心存谨慎。我们最好转而依靠自己的社区医生。

如果律师牵扯进来了，我们仍然要谨慎对待他们对治疗的建议。很多时候 X 射线和其他成像检查，如 MRI（磁共振成像）扫描，是完全没有必要的。如果他们建议我们检查，我们应该询问原因。如果我们的治疗过于烦琐或不能在一到两个月内完成，我们应该提出质疑。

纤维肌痛——纤维肌痛是一个复杂的、有争议的综合征，其病因及症状存在许多悬而未决的问题。它被定义为一个复杂的、慢性的疾病，其特点是在肌肉、肌腱和 / 或骨头广泛的非炎症疼痛和严重的疲劳及睡眠障碍。纤维肌痛（Fibromyalgia）这一术语来源于三个拉丁语词汇：fibro（纤维，身体皮下的软组织），my（肌，肌肉），algia（疼痛）。该类患者可以有主观性的肿胀感觉，伴有多处压痛点和广泛的僵硬。

在美国，这种疾病相对常见，估计影响到三百万到六百万人，其中女性是男性的十倍，多数在 35 岁到 60 岁之间。

纤维肌痛是当代医学的难点，因为医生还没有很好地解释病人为什么会有那样的症状。目前的研究表明，纤维肌痛可能涉及大脑和血液内化学物质失衡，这些化学物质负责调控疼痛感觉，但没有定论。对于纤维肌痛，目前没有可见的临床体征，也不能被客观的实验室检查所诊断。

考虑到我们的身体、精神和周围环境之间的关系，目前许多医疗业人士者认为纤维肌痛最好从生物 - 心理 - 社会的角度解释。不管我们是否发现纤维肌痛的病因和开发出特定的检查方法，活动和锻炼被证实是有效的治疗方式。

一些医疗从业者认为“功能性躯体综合征”或“医学上不可解释的症状”

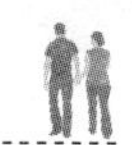

更准确地描述了纤维肌痛及其他几个相关的综合征。相关的综合征包括慢性疲劳综合征、慢性甩鞭式损伤综合征、肠易激综合征和对多种化学物质敏感。这些综合征体现在能力丧失,痛苦和症状上,而不是体现在组织学异常或客观的诊断标准上。

一些此类综合征患者可能提供给医生详细的自我诊断,并且医学解释、疏导或标准的症状疗法对症状的缓解帮助不大。在某些情况下,痛苦的加剧仅仅来源于患者将常见的症状归因于目前的医疗检查无法诊断的异常。

对于这些综合征当代医学既缺乏行之有效的治疗措施,也缺乏客观的临床衡量标准。通常关注健康的生活方式包括锻炼、一些饮食限制、不吸烟,控制体重比沉溺于症状更能改善功能和最大程度减少痛苦。

我们怎么做?

我们需要审慎地接受诊断“标签”。我们需要正确的诊断以得到正确的治疗。接受不准确的诊断可能害了我们,因为这样可能会为不存在的疾病或者目前医学不能有效治疗的疾病接受过度治疗。不准确的诊断和不当治疗可能会混淆真实的病因和耽误有效诊治。当目前医学不能为我们的病情提供一个合适的解释时,不准确的诊断就可能会出现。

我们需要经常探究诊断是如何做出的,并且怀疑是否是建立在客观基础上的。令人遗憾的是,我们必须时刻谨记,一些诊断并不是了我们的利益,而是为了他人的利益。

李彦生 译(朱绪辉 审校)

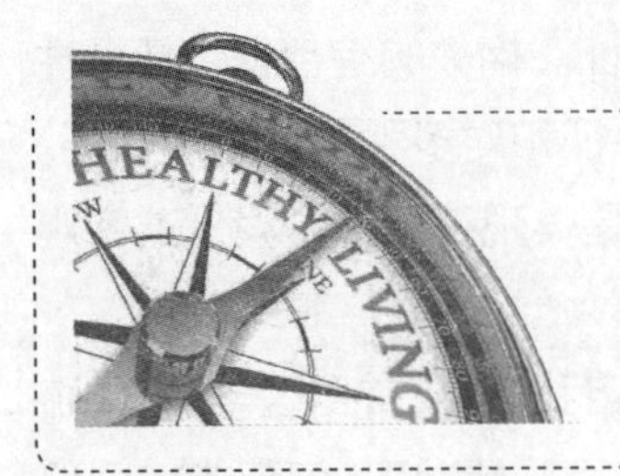

6 我们是或不是

当我意识到可以掌控自己的人生和健康时,我感受到了发生的变化。我在童年时曾有一段艰难的时光。当我意识到这些事情在我成年后仍然影响着我时,我开始试着掌控一些事情。

我仍然有着真正意义上的麻烦。我无法否认这点。但现在我对我的行动以及大部分态度有了更好的选择。

我的生活明显地开始变好。

信念

我们面对诸如健康以及潜在的残疾问题,我们是否健康?我们是否残疾?我们如何知道?为什么我们当中的一些人比起他人更容易致残?

克莱尔的车被另外一辆车从后方撞击,这次事故对双方的车都产生了一定的损伤,他们彼此交换了保险信息后便驾车离开。次日克莱尔感受到了轻微的颈痛。她花费一天时间去找了她的医生以便确定她并没有遭受严重的伤病。在这之后她感觉到症状比之前好转,并回到了她的建筑岗位上。克莱尔的颈痛在随后几周渐渐消失。

安德鲁在驾车过程中同样遇到了类似于克莱尔那样的追尾事故,并且造成了轻微的损伤。次日他也同样遇到了颈痛。次日他去咨询了损伤专科医生,并见了他的律师。根据专科医师以及律师所说,他总结出他现在需要严格的治疗。他认为他一个月内或许更久的时间内不再适合返回到他的白领岗位上。安德鲁深信他现在在经历严重的病痛,并且他现在有着严重问题。

我们的信念包含我们创建的自己的情况,特别是我们所期望的未来。我们的信念塑造了我们所看到的和所感知到的世界,甚至有时会引领我们脱离现实。

我们对于健康及残疾的概念成形于我们的信念。如果我们相信疼痛很严重,会使我们致残,并且会是永久的,我们也许就真的会经历残疾。如同我们在前述讨论所说，我们的思想会使一些事情在我们的大脑中产生改变并且这些改变会影响我们的躯体。

我们的那些根深蒂固的信念始于我们的童年。信念始于我们家庭中的经历所塑造并且在我们与他人的互动中不断增添。我们经常会去接受那些权威所传递的信念，如父母，其他家庭长辈，老师，医生，有时也可能是律师。这些人所传递的信念经常会变成不适宜的信念，有时会有意无意的进入到我们的信念体系。

我们倾向于接受那些与我们的固有信念所一致的新鲜事物，并且去拒绝不同于我们固有信念的事物。不断重复的接触某种主张，即使是没有证据的事情，也会使我们更加相信这些主张。

我们对于可能会经历的疾病或伤害的信念会塑造我们以及医生对于我们问题的反映。认知或了解固有信念可以帮助我们良好地去理解并且改变我们的主观感受，增强我们的应对能力，增加治疗的效果，并且加速康复。

我们对于疾病或者伤害的认知相比于医生对我们所进行的客观检查会更好的预判我们的康复。当我们对于未来积极向上时，我们会更容易有着良好的功能恢复。

控制点

吉姆抱怨道："为什么这些事情总是发生在我身上？我的医生本应治好我但是她却没有。我的律师本应帮我拿回我应得的那笔钱但是他却将近一个月都没有和我联系。"

凯希总是当机立断，她能够竭尽全力并且掌控人生，她会对她的每一个行动承担责任。吉姆和凯希经历着不同的生活。当凯希掌控自我的时候，吉姆却在抱怨他人。

我们在生活中能否取得成功，受到是否可以掌控自我及未来的信念的影响。"控制点"正是阐述了我们对能否掌控生活中细节的期许。

寻觅坚强

克雷格·麦克法伦在他 2 岁时，因为玩耍汽焊枪，不幸左眼失明。六个月后他的右眼因左眼失去视觉所致的"交感反应"而失明。那时只有两岁半的小克雷格成了一个盲人。但是他的父母没有让失明成为他生活中不可逾越的鸿沟。他一直参加他们的家庭野营、钓鱼、登山等活动。6岁时麦克法伦开始前往盲人学校就学。在那里他开始学习摔跤并获得了无数的奖牌。在那里他又开始学习单簧管、钢琴、长号、小号。在那之后他更是参加了许许多多的体育项目，包括田径及滑雪，并取得了傲人的成绩。霍华德·科索尔在报道中说："在我的一生中报道体育新闻已近40余年，并且与杰基·罗宾逊、拳王阿里、约翰·麦肯罗等众所周知的巨星面对面共事。然而让我前所未闻、前所未见、印象最深刻的运动员是克雷格·麦克法伦。麦克法伦给我们的启发是不要让自己的缺陷成为生活中的障碍，他们或许可以变成我们的一个特长和强项。麦克法伦从来都认为失明对于他来说是一个"小小的不便"而并不是一个障碍。

如果我们看起来可以在大部分的时间里控制自己的生活，那么我们便拥有了一个"内在"控制点。如果我们无法掌控自己的人生，需要受制于机遇或者他人，那么我们就有一个"外在"控制点。问题是我们需要扪心自问"到底是谁在掌控我的生活"？

拥有着内在的控制点意味着拥有了自主权——然而有时也会畏惧承认掌握自我。在生活中我们都会犯错，并且会由此带来一定后果。我们拥有的外在控制点也许会成为一个心理防线，如果我们没法掌控，那么当有问题发生的时候我们可以不必为此担责，这是别人的错误。

如果我们直面健康问题，我们或许希望和等待有人能够使我们能够变得更好。如果这是我们的焦点，我们也许就会很少认识到我们自己所需承担的责任。但是现实中，当我们需要直面难以应对的问题时，我们每个人都在扮演着我们生活中所发生事件的主角并且在选择生活的方式。如果我们认为自己是无助的，那么我们便是无助的。但是如果我们直面灾难性的事件时，我们会认识到自己的坚强和对于自己未来的责任，我们会做得更好。我们可以将我们对于治疗中的掌控全部甩给医生，这样会使得我们的生活更加艰难。医生的建议是很重要的，但是我们在面对手术治疗时，必须对于医生的建议有着自己的担当以及进行相应的自我教育。

我存在风险吗？

艾米丽曾经有过艰难的岁月。孩提时她曾遭受过身体上的虐待，在青春期她不幸遭遇强暴。她不曾对外透露过这段往事。这般际遇仍常萦绕于她心头。艾米丽感到世界将自己置之于外。她通过食物安慰自己，不好锻炼，吸食烟草。艾米丽是消极的，她恨自己的工作并且身负债务。

金经历了欢乐的童年并且被疼爱她的父母抚养成人。她热爱生活，经常锻炼，合理膳食。金以积极的态度迎接每一天。

什么会导致我们无法从严重的健康问题中康复？什么行为会导致我们残疾？当我们认识到了什么会将我们置于有风险的境地时，我们就可以采取行动减少风险。

许多的科学研究都关注于如何预测我们是否会面对“延期康复”。我们如何认知我们的健康问题将有助于决定这些问题如何影响我们。

与我们康复相关的问题如下：

- 态度——消极或积极。
- 信念——我们对于康复的信心。
- 控制点——我们的控制点在哪里，是内在的还是外在的。
- 应对能力——我们如何面对压力以及其他挑战。
- 弹性——在面对生活中的挑战时如何表现出弹性。
- 健康——我们在面对近期所要面临的问题前，身心和精神上是否饱满健康？

如果我们没有成功认识到在以上这些因素中我们所能够控制的以及相应能够承担的责任，那么我们将更易让那些症状控制我们的生活。

现有的研究正专注于鉴别那些能够影响我们健康恢复速度的危险因子。我们应当认识到这些危险因子是如何影响我们以及我们所关心的事物的。

- 身体问题——我们老了吗？我们的问题严不严重？在面对当下问题前我们的身体是否健康并处于良好状态？我们超重了吗？我们抽烟吗？我们有沉溺于酒精或毒品吗？
- 习惯——幼年时遭受过虐待吗？我们有没有花出比预期更长的时间从健康问题中康复？我们有难以应对的问题吗？有没有保险索赔及诉讼的历史？
- 个性混乱——我们是否对察言观色感到困难？我们是否用僵化的不健康的思考与行为方式使我们获得快乐及高效的生活？
- 心理上——我们有没有焦虑、抑郁或者其他心理问题？我们经常生气吗？
- 医疗保健——我们能不能准确地说出自己的症状？提供给我们的医疗保健是否适合于我们？
- 社会心理——我们缺少支持吗？家庭及个人生活支持我们的康复吗？

我们是否有报复心理?

• 诉讼——我们需不需要律师以及我们掌握了他们的优先权了吗?

• 文化——基于健康问题我们所需要的文化期望是什么?

• 工作——我们喜欢自己的工作、上司及同事吗? 在工作中我们察觉到积极的反馈吗? 我们能够掌控自己的工作吗? 我们的老板会提供相应的支持让我们逐步回到工作中或欢迎我们回去工作吗?

我们如何看待残疾与工作的联系? 有关研究表明:如果我们坚信我们的健康问题是跟工作相关的,那么将会导致很差的结果。这也是我们面对赔偿、法律系统及诉讼和消息的消极影响时常有的结果。如果我们有着较低的期望并且不相信自己的身心能够支撑自己回到工作中,那么我们很难成功的回到工作中去。

如果我们能够尽早拥有处理能力、健康认知能力、积极的态度、富有弹性力,那么我们会比较容易地回到工作中。如果我们能够尊重老板并且能够认识到自己在工作承诺中所应当具备的文化及道德责任,那么便会更加有助于我们重返工作。我们对于健康及工作的看法无论我们是否残疾均对我们产生深远的影响。

当我们享受工作,能够感受到来自老板以及同事们的帮助并且相信我们的工作有益他人,那么我们将更快地回到集体中。一个健康问题,或许它会非常严重并且持续很长时间,但是这并不意味着我们残疾了不能够回到工作中。

童年及早期的生活经历

童年对于我们未来能够成为什么样的大人起着关键作用。童年时跟他人及困难相遇时问题的解决和对目标的设置与达成常常可以映射出我们在成人生活及工作中可能面对的问题。

在我们的童年及青春期中出现的令人不愉快的经历(尤其是身心或者性方面的虐待),贫乏的育儿技巧,缺少积极的指引将会对于当下及未来的我们产生伤害。我们个人及社会均会对我们的健康、残疾、社会服务支出、可能牵涉刑事司法系统、个人生活可能的不幸付出代价。

科学探索不断加深了我们对儿童时代发生的事情与未来生活健康相关性的认知。美国疾病预防控制中心、凯撒医疗评估诊所共同致力于“儿童有害经历”课题的研究。1995 年到 1997 年间共有逾 17 000 名凯撒医疗的成员志愿完成了一项辨别当下生活中健康问题与儿童时期重大事件相关性的调查。

通过医疗数据的动态观察，我们更加深刻的了解到了儿童时期的经历对于我们成人时健康的影响。

在这些参加者中所报道的儿童负面事件包括如下：

- 28% 的人经历过躯体虐待
- 27% 的人在他们成长过程中家中有人酗酒或吸毒
- 23% 因为分居或离婚成为单亲
- 21% 遭受过性虐待
- 19% 的人在成长过程中家庭中有精神障碍成员
- 15% 经历过情感上的冷落
- 13% 目睹过母亲遭受暴力
- 11% 经历过精神虐待
- 10% 经历过躯体忽视
- 5% 经历过家庭成员被拘役或进监狱

美国疾病预防控制中心对于上述参加者信息进行分析后更是发现了他们当中有 63% 的人经历过至少以上一样负面事件，而超过 20% 的人经历过三件以上负面事件。或许我们当中的大部分人都经历过儿童时期的创伤。

儿童时期的困境多与抑郁症的进展，创伤后的精神压力紊乱与自杀倾向相关。儿童时期的困境同样也可能与成年后酗酒、吸毒、肥胖、吸烟等不健康的生活有着很大关联。儿童时代的负面经历会增加 COPD、缺血性心脏病以及肝病等疾病的患病风险。

研究同样评估了八种儿童时期负面经历与我们严重的工作问题、经济问题、旷工的相关性，并发现了儿童时期负面经历与工作中的糟糕表现相关。结论表明儿童时期负面经历对于职场的长期影响就是加大了许多可以避免的人力或经济代价。

当我们寻找更深层次可能导致我们生活中消极习惯原因的时候我们应当注意以下方面：

- 我们小时候有遭受过躯体虐待吗?
- 我们在小时候及青春期遭受过性骚扰吗?
- 我们有被强暴过吗?
- 我们家中曾有人被谋杀过吗?
- 我们家中曾有人精神崩溃过吗?
- 我们家中曾有人自杀身亡过吗?

- 我们家中曾有人酗酒及吸毒吗?
- 我们曾经被卷入过斗争中吗?
- 我们是否曾经在战争区域生活过?

以上这些危险因素适用于我们吗?认识到存在这些危险因素我们应当鼓励自己在处理我们的问题时寻求帮助。如果我们正在经历慢性的疼痛或者残疾以及有以上任意一条危险因素,我们应当将这些信息告之于我们的医生。

面对挑战

维克多·马克思曾在儿时面对过超乎想象的虐待。他的父亲曾经是一个皮条客及毒贩。在他五岁的时候他曾经遭受过性虐待并被扔到冰箱里等死。青少年时他遭受过几个继父的虐待,并上过 14 个不同的学校。他曾经试图通过药物来逃避心理上的痛苦,但是并不管用。

当他成人后被诊断为精神疾病及创伤后应激障碍。他开始寻求咨询并面对自己的挑战,在成为胜者或者罪犯的道路上他选择了前者。

他也习得了包括他描述为法式空手道的黑带七段在内的各种技能。马克思现在是一个具有“一切皆有可能”信念的国际组织的主席。他环游世界专注于向那些遭遇困难和受伤害的年轻人传递希望以及使他们重新振作。他妻子在工作中陪伴他左右,将他的信念宣传以阻止虐待及向这些有过糟糕过去的人给予正能量。

我们当中的许多人在面对同马克思一样的挑战时并不是都会成为胜者。我们或许更倾向于压抑自己的过去并仍旧体验到那些我们曾经经历过的可怕过去。我们会体验到痛苦,而且也许会把这些虐待循环往复地施加给配偶及孩子。持续的滥用药物以及其他非法行为同样会导致相同的后果。但是马克斯认识、了解并成功地面对他的过去,他选择了一个不一样的人生。

儿童时期的负面经历并不意味当我们成人的时候也会有同样的问题。但是这应该是对我们从治疗中恢复缓慢或者有较差预后的一个警告。儿童时期的负面经历也不能成为我们当下该承担责任的一个借口。

人格障碍

我们的个性是独一无二的并且有时候具有挑战性的。人类的心理是非常复杂的，它包含了大脑活动，意识思维和无意识思维。

我们都知道那些被我们称之为不正常的或行为异常的人，有时候我们就是他们当中的一员。我们当中的一部分人或许有着“人格障碍”。如果我们的确有着人格障碍，那么我们便应当去认识和处理。躲避和视而不见只会使得这些事情持续伤害我们。

人格障碍因不断地明显有悖于我们社会文化所期望的经历与行为方式而被认知。这些方式是普遍而僵化的，始于青春期或者成年的早期。人格障碍可以长时间地存在并且会导致痛苦与伤害。通常我们也许会拥有与障碍相反的显著性格特征。两者之间的区别在于我们的显著性格特征并不会严重影响我们日常生活中所需的基础性和工具性活动。

在当代美国这些症状被定义为人格障碍是比较普遍的，约占美国总人口的 10%~15%。

有两种不同类型的人格障碍。我们在电影中见到的一种——典型极端，但是在日常生活中极少见。大部分人格障碍或者个性特点是不易于发现的。

迈克尔·道格拉斯在 1987 年主演的电影《致命的诱惑》中扮演的纽约律师被格伦·克洛丝所扮演的曾与他有过外遇的女人跟踪。这个女性跟踪狂已处于人格障碍的边缘，被描述为人际交往缺乏稳定性，自我臆断，并且无法控制冲动。

《飘》是 1931 年以美国独立战争为背景所拍摄的一个浪漫经典电影。它清晰地描绘了一个具有表演型人格障碍的女性——不断的追求被关注以及过分的感情表达。

我们可以见到以上这些例子均为十分清晰的人格障碍。我们应该庆幸的是我们所遭受的那些人格障碍很少具有暴力性或者像电影里表现得那样明显。

我们应当注意的是一个文化当中所界定的障碍症状可能会在另一个文化当中被完美接受。我们所认知的社会期望同样也会随着时间而改变，过往正常的行为在现在可能就会被当作是一个人格障碍的信号。

一般来说人格障碍起源于我们成人之前生活的早期阶段。长期且固定的思维方式和行为或许会对我们的感知、对冲动的控制、个人关系以及思维形成挑战。

今天的美国医疗标准认为人格障碍是较普遍的。但是大部分的时候我们的首诊医生很少会注意到这样的行为。精神领域专家，即心理专家以及精神病专家才会更加普遍地给出这些诊断。

我们必须意识到这些诊断有时可能并不那么准确。心理专家及精神病专家通常和其他医疗领域专家一样给我们贴“标签”，并给我们的“标签”添加注释。

在当下的美国社会我们通常会对行为或精神异常诊断感到抵触。我们当中的大部分人对于躯体疾病的诊断可以接受，但是对于精神心理方面的诊断会感到羞耻。然而人格障碍在没有被我们认知及发现的时候，无论有没有表现出症状都会损害我们的健康。

这种长期持续的僵化的思维与行为方式在有着慢性疼痛的人群中更为常见。研究指出在有着慢性疼痛的人群中至少有一段时期会经历一些形式上的人格障碍。我们必须清楚地认识到我们的性格在疼痛经历中所起到的作用。重要的是我们需认识到自己与他人的外在表现是被当下文化规范所接受的。基于这个认识我们需要寻求专业的帮助以解决我们与他人的问题。

个别的障碍可能是儿童时遭受虐待或者冷落的后果——但这也是留给我们自己的一个问题，我们有责任面对现在可能面对的任何问题。正在进行的研究预测：一些人格障碍可能涉及基因或解剖因素。

坏消息是我们的人格障碍有时可能并不是很容易转变。这对于我们和治疗者来说都是令人沮丧的。

好消息是我们对于人格障碍的治疗从我们认识到他的那一刻就已经开始了，并且在后续通过教育、个人、社会以及团体的咨询试图解决问题，有时通过医疗得到治疗。我们面对这种性格的问题时不必过于紧张。

我们或许没法完全改变我们潜在的行为方式，但我们可以通过时间的推移以及个人的努力，寻找到克服困难的方法并重获强大的功能，并且可以成功维持我们日常所需的活动。如果我们面对这些问题，我们应当感到欣慰，因为我们不是在独行。我们中的多数人必须与这些问题打交道，而我们有着许多的机会去寻得帮助。

依赖与互相依赖

我们当中的大部分人所拥有的依赖问题均来源于有着支离破碎的家庭，这样的家庭在现实中较为普遍。精神心理上的依赖是指我们将全部情感、注意力、躯体依赖于某一个人或物。总的来说这是我们拥有不健全的自尊心、对他人不恰当的关注并且过于依赖他人的表现。

依赖症是当我们拥有一个非常自私且无趣的同伴时会对和蔼有趣的同伴产生依赖。依赖可以发生在任何形式的关系里，社区、家庭、同龄人、情侣以及工作中等等。依赖也可以发生在相对专业的关系中，如咨询师、医生、律师等。

如果我们对依靠对象的依赖产生了影响，并且他们对我们发出回应及回报，那么这种关系就称为依赖助成。这个概念最早于 40 年前被认识到。最早被用来形容酗酒者的配偶这一类人群——尤其是能长期维持这种关系的夫妻。今天这种词汇在关系的表达中应用较广泛。依赖助成通常反映了夸张的、可分享的状态，且取决于我们固定的行为、信仰、感知。

无论是依赖或是依赖助成都会不断地破坏并妨碍关系。在我们的生活中有被称为依赖或依赖助成的关系吗？我们是否与咨询员、律师以及医生发生了这种关系？我们是否可以注意到远离这种依赖可以使得我们重拾独立，增加个人自由，并有益于生活？

受害意识

我们是否在个人的问题中会去责备他人或者我们是否认识到了责任与缺点，并继续原来的生活。激进的律师以及诉讼已经帮助美国人的生活不断成为受害一方，并且远离了早期美国人的讲求个人责任以及依赖自我的原则。许多的美国律师通过帮助我们定义为受害者一方而赖以生存。

“我并不负有责任、这并不是我的过错、我没有什么可以做的、我无法掌控”，到底是什么使得我们不断对自己及他人重复这些话语？

我们或许可以不理会这些信念破坏了我们的生活——我们摒弃了自我的潜力。受害意识并不会给我们带来长期的利益，反而使那些给我们治疗的人以及律师从中获得经济效益。

药物公司的广告使得我们相信我们面临的所有疼痛、焦虑、抑郁以及睡眠障碍均不是我们正常生活中的一部分。如果我们接受了这些症状那么我们便是疾病的受害者。药物公司不断地鼓励我们去见我们的医生或心理医生，并开立医嘱用药以及开始进行治疗。

我们被怂恿所获得的医疗均是被动的——因为无论何种问题都有一种神奇的药物或治疗。我们总是被怂恿成为受害者。我们不应当跳进使我们不断成为受害者的恶性循环中。

病患角色以及患病行为

“病患角色”的概念描述了当下美国社会对于不需要对自己所患疾病抱有责任这样一种信念的支持，即在我们痊愈之前我们应当是被照顾的并且从自我应有的义务中找借口逃离。起初这仅适用于急重症，但是现在同样也在我们的慢性疾病及障碍中发生。

当我们相信这种情况不会改善并且接受了这种情况，那么也许将会导致我们由“病患角色”进一步发展为“残疾角色”。我们也许会用放大的躯体症状去影响他人，我们也许根本没有注意到我们如此行为背后的理由。

病患角色可以提供给我们一种被关注的方式。我们可以感到自己是独特且重要的而且当下或许可以给他人施加一定的压力。我们的病患角色可以通过不再拥有工作、足不出户、减少个人责任、有获得经济补偿的希望而不断巩固。

当我们的行为可以增加医生的关注，可以自由地接受治疗，在可以不工作的同时还能领取补偿的情况下，患病行为会得以巩固。但是这些行为会严重地削弱我们的独立性，并且限制自我依赖以及能够富有活力生活的能力。

躯体化

我们也许会经历躯体症状并严重困扰以及破坏我们的生活。我们或许会察觉到这些症状是有害、有威胁且是麻烦的。我们当中的部分人或将对于健康的关注当作头等大事，并将每天所有的事件和精力放置于这方面。

躯体症状给予我们的困扰大于精神上的困扰时，我们将寻找医疗照顾。这些可以察觉到的益处，会使我们当中的 5% 到 7% 的人自觉或不自觉地在没有明显躯体疾病证据的时候产生躯体症状。

这样的症状有时也许是由器官疾病所导致的。所以这也是我们为什么会自觉不自觉地将可以认知的症状认为是躯体疾病的证据。在约 25%~50% 初次就诊的患者当中，医生们发现没有任何客观明确的证据解释他们当下的症状。专科或者疼痛门诊这样的情况可以达到近 60%。

但是这也并不意味我们经历的症状是不真实的。我们的症状或多或少的都与其他的身体状况相关。缺少明确客观证据或许也可以反应医生们没有能力辨认躯体疾病或者他们对于我们的经历缺少足够的解释。

基因和生物学上的脆弱性，早期生活中的创伤，养成的习惯（在生病时获得照料）也许全部与我们的躯体症状相关。我们也许在躯体症状这点上错怪了躯体疾病。

一些医生或出于善良的尝试，或出于无知，或出于自尊，或出于希望患者受益的愿望，对于一些躯体症状下了缺乏证据的诊断。这样的诊断满足了我们对于受伤、疾病、残疾的不当信念，也会促进治疗开始于最不需要的时候并导致更大的风险。

当我们为一样症状反复烦恼并询问不同的医生并且被告知自己一切皆好的结果时，我们真的应当认真考虑问题来自于心理而并非身体的可能性。在我们当中有 1.3% 到 10% 的人伴有疾病焦虑问题。在大部分情况下我们不自觉地制造出了这些症状，并且我们在真实地传达这种体验。我们并不是有意通过这些症状去操纵或控制别人，然而这些情况也许会发生。

医疗化

医疗化是指我们的情况及问题被界定并被当成医学问题需要治疗的进程。酒精依赖，儿童的多动症，肥胖，性功能障碍，睡眠障碍均被我们的医生当作医疗问题来治疗。

当我们的抱怨是针对医学研究、诊断或治疗的时候，我们可以通过博得同情而获得诸如有效治疗等益处。医疗化通常反映了当下的社会观点并取决于对疾病及健康的流行概念。

当被贴上医疗病症标签时即意味着允许我们的医生通过治疗收费并且给药商提供市场。为什么我们会鼓励他们通过我们的消费而获益呢?

附带收获

我们需要认识到专注于附带收获而带来的可能危险。当我们的症状使得我们可以避免自己厌恶的事情或获得自己所喜爱的事情，那么我们就是在与附带收获打交道。

布莱登的背伤意味着他无法工作。他获得了近似于原先收入的赔偿。他并不喜欢他的工作并且现在如愿以偿在家中休息。他的妻子比原先更加关心他。

附带收获有很多种。我们将自己描绘成失去能力的人并且可以得到爱我们的人的照料。我们也许可以不用去工作。我们可以给我们的行为轻松找到借口。

我们不应该只是肤浅地看待自己而是应该看到我们的内心深处，应当扪心自问我们有无通过持续拥有健康问题而获得一些益处。接着我们应该判断持续健康问题对我们个人寻找最佳生活方式有无长远的好处。进一步而言，科学研究已经证实我们的想法及行动对于我们从疾病中恢复的速度及程度都比实际的医疗更有作用。

装病

装病是指欺骗性地假装受伤或生病从而逃避工作的责任。如果我们假扮有疾病或受伤，或者表现出更多严重的症状为了避免责任，那么我们就是在装病。自从圣经以来就有关于装病的记录。大卫在他是个孩子的时候因为畏惧国王的盛怒从而假扮自己疯癫。

在我们想逃脱诉讼或惩罚、不情愿的任务、工作以及为了获得补偿或药物时，装病就可能发生。在以下的情况下这样的伪装或许会遭到怀疑：法医学上的引荐（如我们被律师交送到医生那里）或者在以我们的躯体疾病作为法律责任参考；我们所诉的症状与客观检查结果明显不同；对于诊断评估以及接下来的医嘱缺乏配合；或者表现出反社会的人格障碍。

装病是个严重的问题。反应出了我们缺乏正直的文化。

诈骗

诈骗发生于我们知道谎言可以获得利益或者在我们不应享有的权利上获得好处的时候，或发生于有人故意拒绝我们享受我们及他人有权分享的利益时。

常见的诈骗有故意行骗，获得个人好处（典型的有在医疗中获得经济赔偿或药物），伤害或使别人利益受损。诈骗可以表现为细小甚微的，也可以表现为招摇撞骗的。

我们很难统计医疗诈骗，因为它经常是无法察觉的。各样的政府组织估计医疗诈骗约占美国医疗总费用的 3%~10%。

鉴别诈骗的可能风险因素包括：

- 刺激 / 施压——尤其是有经济需求的时候。
- 狡辩——借口如“他们损失了金钱”或者“他们需要支付”。
- 机遇——观察到有机会可以成功行使诈骗。诈骗常常开始于小额并逐步增加。

大部分行使诈骗的人并不是以犯罪为生而且通常没有犯罪记录。但是因为数额巨大，医疗或者残疾诈骗通常也涉及有组织的犯罪。

政府和私人保险对于诈骗所付出的花销最后还是出自于作为纳税者或者消费者的我们。我们有什么理由去忍受诈骗呢?

我们应当怎样做?

我们的基本选择有接受自己责任或允许别人摆布自己。如果我们选择承担责任，那么我们将获得自由与独立并且掌握自己的命运。

我们可以选择认识责任，行动以及心理活动对我们的深远影响。我们该有正直的表现。无论他人是试图帮助还是伤害我们，最终的命运还是由我们自己掌控。我们所面对的挑战并不是一堵高墙，而是我们生活中最平凡的一部分。

陈元浩 译（王思远 校、韩修武 审）

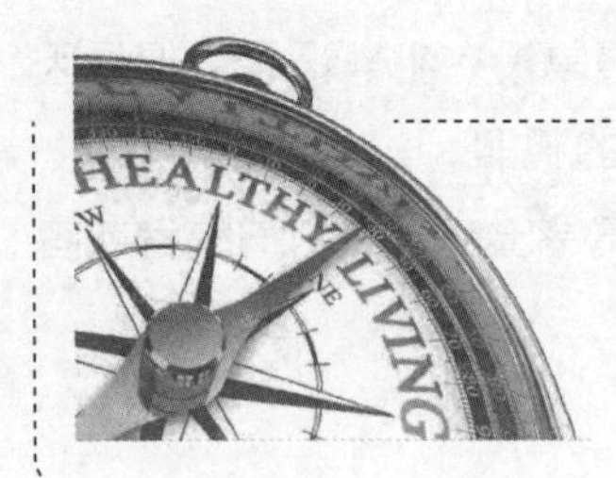

7 系统与非系统

工人的赔偿处理是一项很复杂的工作。有时我甚至希望从来没有提起过我的要求。

在得到更多的信息以及更清楚地了解了这个过程后，我能更好地控制所发生的事情。

在美国，当我们受伤或生病的时候，我们通常会被卷入各种所谓的“系统”，包括医疗保健、保险、法律和残疾。大多数系统其实一点也不系统，美国私人和公共的系统不仅不能帮助我们，反而迷惑了我们当中最聪明的人，包括我们的医生。

在我们退休之前，我们中的许多人会失去工作能力。有超过 1/4 的 20 多岁的人在他们退休的时候将失去工作能力。2010 年，美国 12% 的人被列为无工作能力的人，其中超过一半的人为 18 至 64 岁的成年人，即正值黄金工作的年龄。

早在 1870 年，德国总理奥托·冯·俾斯麦就建立了一种制度，被称为“福利君主制。”在那个时候德国受伤的工人在经济上受到政府的扶持，直到他们完全恢复健康。

这种传统的做法在美国通过补偿系统，包括工人的赔偿系统、医疗保险、私人伤残保险、国家出资和联邦计划（由美国社会保障局、军队和退伍军人事务部控制），得以延续下来。

我们经常会涉及一种或多种这样的所谓的系统，通常需要根据我们的问题是在哪里怎样发生，决定在哪些制度中我们有（或没有）资格享有补偿的权利。如此我们就需要了解我们的责任，我们的雇主和保险公司。

如果我们的医疗问题不能被关联到一个特定的伤害且我们有医疗保险时，我们的医疗保险是可以提供帮助的。如果我们没有医疗保险，帮助我们的就可能是一个或多个州以及联邦计划了。例如：如果我们有一份工作，但现在无法工作，我们可能会收到来自伤残保险短期或长期的补偿；如果我们没有伤残保险,我们就会得到国家的帮助了;我们还可能得到社会伤残保障的帮助。

如果我们的问题是由工伤造成的,我们的补偿范围就可能包括医疗和残疾的生活保障,还可能给我们提供职业康复。如果我们的问题是交通事故,那么我们或者别人的车辆保险就可以满足我们医疗和残疾生活的保障。如果问题是别人的过失造成,他们或他们的保险公司可能会承担责任。如果我们在军队服役,我们可能有由军队提供医疗保险,退役后,就由美国退伍军人事务部负责了。

因为我们在美国的医疗保健不系统,所以每一个关于医疗保险的声明必须包括“可能”这个词。在我们面临一个特殊的问题之前,我们永远不知道会发生什么。

许多其他国家使用了被称为“单一付款人”的医疗系统,此医疗系统中被国家系统覆盖的人群在政府的担保下获得医疗。很明显,那些正在寻求医疗保健的人少了很多困惑,那些已经有了医疗保健的人更加确信他们所需要的医疗保健可以得到满足。

许多人知道,在美国“系统”有众多不同的参与者,有这么一种现象:任何一个参与者都可能试图转移对问题的责任到别的参与者身上。如果我们遭受背痛,我们相信是我们的工作引起的,但我们的工人赔偿保险公司或雇主可能不会接受我们的背痛是与工作相关的。如果我们没有医疗保险,在申请工伤时就可能会看到我们的优势了。我们的雇主可能会试图转移责任到我们的医疗保险公司或政府身上,如社会保障。我们的医疗保险公司可能想将责任推卸到工伤保险公司或其他责任方。如果我们去看政府计划,这一计划可能会拒绝帮助我们。

很多人最终会感到困惑或沮丧。我们浪费在这种困惑的时间可能是我们医疗成功或失败的关键。如果我们想确保我们所需要的医疗保健——尤其是确保其及时,我们就至少对这些非系统要有一个基本的了解。

工伤补偿

工伤补偿的目的是提供医疗保健和赔偿给那些在工作中受伤或通过工作受伤的人。通俗来讲是赔偿工人在工作中的伤害或疾病。

工伤补偿是历史上第一个由“发达”国家所采取的社会保险计划。在美国工伤赔偿程序由每个州自己规定。也有各种各样的联邦计划,每个计划服务特定的工人。

在大多数的国家，雇主都必须公开发布有关工人的赔偿信息，通常提供信息的是机构、部门或联络人。

如果我们已经在工作中受伤或我们的医疗问题与工作有关，我们应该怎样做？首先，我们必须对我们的雇主说明我们的伤害，并寻求适当的照顾。我们希望知道这特殊的工伤补偿系统是如何运转的。通常我们可以使用“州＋工伤补偿”作为我们的关键词在网络上搜索，并重点关注以“.gov.”结尾的网站，这些以“.gov.”结尾的网站通常是政府办公官网；或者，我们也许能够通过我们州劳务部得到信息。

州工伤官员的名单由美国劳工部提供，此链接被设置在《活得健全和健康》一书后半部互联网资源相关章节中，或者你也可以在互联网网站 www.livingabled.com 中找到。我们还可以搜索工伤赔偿信息相关的互联网网站，如 www.workcompcentral.com 和 www.workerscompensation.com。我们应该尽可能地学习，以便做出明智的选择从而维护我们的健康。

罗伯特·奥尔巴克博士，国际公认的工伤赔偿方面的法律专家，提供了下列指导：

了解有关工伤赔偿的第一件事是“它是什么，它不是什么”。它是一个法定程序，是我们国家（在某些情况下，我们的联邦）而非任何人或公司的立法进程，它规定了赔偿的金额以及享有这些赔偿所应具备的条件。工伤补偿的目的是创造条件，通过这些条件我们有机会治愈我们因工作所受的伤害或疾病，以便我们尽快地以健康的姿态回到我们的工作岗位。

工伤赔偿的目的不是要完全赔偿我们的伤害。大多数的美国工人的赔偿方案是支付三分之二的平均收入作为最大的利益（三分之二的平均收入大约接近税后和其他扣除项后的净工资）。工伤赔偿不能赔偿我们的痛苦、折磨和不便，还有我们失去的快乐。

工伤赔偿的目的是支付必要的医疗费，还有支付治疗期间的一些其他花费，直到我们能够回到工作岗位。如果我们受的伤害十分严重，工伤赔偿也试图补偿我们在未来失去赚钱能力后的一些开销。工伤赔偿的目的不是要取代我们返回工作岗位。有研究表明，现有美国的制度所支付给工人的赔偿小于工人工作余生的收入。

我们中有些人可能会认为这个系统是“不公平”的，因为我们应该能够得到“更多”。不像其他各种由于个人原因受伤的赔偿，工伤赔偿的成立是为我们提供临时的关心和支持，而无论是谁造成的事故。工伤赔偿体制也是建立在政府的控制下，这样我们的雇主就必须对我们受的任何伤害负担财务方面的责任(通常是购买保险)。

但基本的现实是：如果我们能够回去继续工作的话，就不会有人能得到工伤的赔偿金。认识到这一现实，对我们来说考虑我们的长期利益是很重要的。研究表明：我们远离工作的时间越长，就越不可能回到工作中去。

当我们受伤(甚至之前受伤)时，我们应该思考我们的未来，我们希望过怎样的生活。我们向生活中很重要的人倾诉我们的想法。我们中有些人可能会写下自己的想法，随时随地地拿出来看看。

怎样的人生态度对我们衡量别人的建议有很大帮助。我们理清和记录下我们的想法，能够帮助我们在面对专业人士治疗时提出正确问题。任何机构建议我们树立长远目标时，可能都是好的建议。但当建议与我们的长远目标有冲突时，在做出决定前，我们需要第二个甚至更多的建议。

最后，如果是合理可行的，我们应该避免纠纷。去听证会或法院是那么容易，一切都在一个小时内解决，没有什么阻碍，这是电视剧给我们的印象。但现实情况是，有争议案件的听证会或庭审是一个漫长的、流程复杂的以及高强度压力的过程，而且这期间我们得承担自己的生活花销，距离我们回到工作岗位可能会有很长的一段时间，这时候人际关系往往会变得很紧张。我们甚至会觉得失控了，因为大多数案例都需要几个月甚至几年才能得到真正的解决。大多数情况下，我们可能都不会去听证会或法院，因为我们的律师会解决，而不是采取听证会或审判。

如果我们确实面临争议，我们需要考虑所有尽可能快的简单的方式来解决问题，最大程度地保护我们真正的长远利益。

大多数工伤经常在背部、颈部、肩膀、手臂或腿部，损伤到肌肉、肌腱和骨头。如果我们在工作时突然遭受严重的伤害，比如绊倒、从高处坠落、手臂骨折等，这些都很确切的在工伤赔偿范围内，但当这些伤害发生有一个慢性诱因，如疼痛，是否在工伤范围内就不是很确切了。

在慢性疾病工伤赔偿之前，我们可以预见保险公司和雇主可能要求分析所有可能产生的原因，工作相关的或其他因素。如果这个疾病与工作有关，那么他们应该负责能够治疗疾病的一切合理的、适当的、必要的医疗服务。

如果由于工作导致突然严重的或长期慢性的伤害，致使我们不能工作，我们的保险公司或雇主必须向我们提供残疾赔偿金。如果我们永久失去劳动能力，我们也应该得到相应的由于永久性伤害及伤残带来的损失赔偿。此外，在一些州我们也会得到职业康复训练。

工伤赔偿最初的计划是用心良苦的。但不幸的是，这个系统的核心，即各种各样的激励措施最终可能会迷惑我们，最终导致不必要的成本和不良结果。

为了让我们获得医疗保险和其他补偿，工伤补偿范围要求我们证明我们受的伤害是发生在工作场所或由工作造成。反复证明是由工作活动导致，会让我们以一个消极的态度关注我们的问题。然而，当我们保持积极的态度关注时，我们可能会有一个更好的结果。对自己的健康负责比指责和依赖别人维持我们的健康要好。

法律告诉我们以消极的态度关注问题，来确保医疗保险和补偿。而当我们以积极的态度关注问题时，可以确保最快最好的恢复。这是工伤赔偿体制中的一个矛盾点。

工伤赔偿是一个复杂的系统，与之有利益关联的各方都有自己的小算盘。在这个系统里一些措施对于利益相关者是简单的，对于受伤的工人来说就没有什么好处了。在我们最好的医疗保健系统中，工伤赔偿并没有为我们积极的健康提供真正的方便。

相反，工伤赔偿对频繁的、昂贵的且可能有害的医疗花销提供了更多的报销，这是不必要的。这个制度可能会妨碍医生告诉我们什么才是最好的医疗选择。有利可图的药品和医疗器械供应商(以及我们的医生)可以给我们做出选择。但这种选择可能是有问题的，甚至是有害的。工伤赔偿制度鼓励医生做出由工作导致症状的诊断(有时是错误的，为日常生活导致的症状)。

大多数(但肯定不是全部)工伤问题，如果处理得当，都应该恢复而不会留下任何永久性损伤。然而，工伤补偿系统给予永久性伤害的补偿比完全恢复的伤害的补偿要更诱人。当我们能说服听证员、其他决策者或者法官，我们受的伤无法恢复，我们将得到更多的赔偿。我们把问题描述得越严重，伤害表现得越长远，我们得到的赔偿也就越丰厚。

随着伤害评估(功能丧失的评估)及残疾评估变得越来越重要，我们与律师打交道的机会也越来越多。雇主及保险公司的律师会反驳我们，如果我们没有受过专业培训，则无法与他们抗衡。

当我们选择律师时(我们经常会感觉没有其他选择)，某些州的某些律师会接受我们的案例，因为他们知道证明我们受到的损伤和残疾越严重，他们就能拿到越多的钱。在其他州工伤赔偿律师费用是按小时支付的，涉及更严重的索赔一般会花费更多的时间进行谈判、和解或达成判决。由于潜在的经济回报更多，现在的需求就更大了，其中许多人通过成功地证明了他们的客户（我们）受损和残疾来谋生。这已成为现实，但不是一个很好的现实。

有些雇主会忽略工作对我们健康的益处，如果我们受伤了，就会拒绝让我们回到工作中，即使在医学上已经证明我们能够工作。雇主可以用赔偿摆脱他们评价为“有问题”（有时是因为我们受伤，有时是因为表现问题或个人冲突）的工人。一些雇主担心有工伤病史会使保险公司向他们收取更多保费，而这确实会发生。

大多数保险理赔调解员想尽快“完成”赔偿。理想情况下完成赔偿要求包括适当的治疗，恢复正常功能，并返回工作岗位。然而，通常情况下可能不是这样。

与我们的案例相关的问题可能用听证会或正式诉讼来解决。这往往是一个“全有或全无”的过程。另一种方法是调解，调解员在解决双方的需求和义务上达成协议。调解通常争议较少，同时比诉讼更有效。

如果我们面临困难，我们的理赔人可能需要我们解决问题。解决问题意味着我们的雇主和他的保险公司给我们支付的费用会覆盖现有的医疗和工作损失费用但不负责任何未来潜在的问题。一些设定可能会保持医疗福利的开放或者设置数量，使我们能够在未来获得医疗保障。在对问题充分了解之前解决索赔完全是一场赌博，而我们比我们的雇主了解的更少，保险公司会在这类赌博中占优势。赔偿可能是一次性付款或随时间推移而支付。

我们还需要注意的是，如果公司试图拒绝我们的整个索赔包括医疗，我们可能会面临更多的问题。在美国，医疗保险和医疗补助计划往往是“二次纳税人”，也就是说在我们的主要保险公司赔偿后，他们可能会提供额外的补偿。美国政府有规定防止财政责任从工人的赔偿要求转移到联邦计划。这些规定可能需要留出一部分资金来解决政府未来可能出现的风险。

当我们发生工伤时，我们应该得到适当的照顾和补偿，包括赔偿损失的工资和任何永久伤害。理想情况下，这是“系统”应该做的事情。我们必须留意过程，注意我们可能遇到的挑战。

车辆保险赔偿

车辆保险主要是为疏忽使用汽车而造成死亡、人身伤害和财产损失进行保险。车辆保险还包括综合损失和车辆的碰撞损坏。

在美国，汽车保险按照国家法律规定划分给各个州管理。有的州所有补偿是基于发现司机有“过错”，而有的州政府规定的补偿，至少在最初阶段，是基于“无过错”的范围。约四分之三的美国州政府强制规定严格的“过错”车辆保险，而其余的州有各种形式的“无过错”保险计划。如果伤害索赔超过指定金额或要满足其他要求时，美国有政策规定基于“无过错”范围的补偿，允许“有过错”的评估。有些州还规定有人身伤害保障（PIP），其中护理是为受伤当事人提供的，而不考虑是否有过错。

车辆事故的范围从仅在车上留下划伤到涉及死亡和重伤的事故。与汽车伤亡索赔有关的重要问题包括车辆事故造成的实际伤害是什么，相关诊断和护理可能需要什么，以及如果有的话，事故可能造成的永久损伤或残疾的程度及类型。

如果我们遇上了车辆事故，我们或者别人在事故中受伤了，我们希望首先确保任何伤害能得到及时的治疗。在最严重的事故中，应急医疗通常被叫到现场。我们或其他严重受伤的人将首先被医生稳定下来，然后迅速送到最近的创伤中心。涉及意外但不太严重的伤势，我们可以去紧急医疗机构治疗。如果事故没有造成需要立即急救的人员伤害，我们一般都是建议由初级保健医生来进行后续医疗。

多重因素决定在车祸中受伤的可能性、类型和身体损伤的严重程度。力量和组织的弹性（肌肉、肌腱、韧带、骨骼等）以及它们抵抗外部压力的能力会影响我们的治疗，包括残疾的可能性和任何永久性损伤。相比起老年人的不灵活，年轻而灵活的人不太可能会受伤或受重伤。

可以说，在车祸中导致受伤最重要的因素是强度和持续的速度。加速度越大，时间越长，我们受伤的几率越大。我们的车辆损伤越大（这是加速度和持续时间的最明显标志），我们越有可能受伤。对伤势事故调查得出的共识是（假设我们是健康的，系着安全带，坐在正常的位置里，有一个头部保护）：以 5 英里 / 小时或更低的速度进行的单次碰撞不太可能伤害到我们。但以更高的速度或涉及车辆其他部分的事故更容易伤害我们。

如果我们怀疑可能有背部或颈部的受伤，我们就要认真选择治疗的地方。受伤范围可能从轻微（颈部疼痛）到严重（如脊髓损伤和 / 或麻痹）。

如果只有轻微的颈部疼痛，就像大多数描述为“过度屈伸”，我们通常会在几天内得到明显改善，而我们需要的治疗是安慰和温和的止痛药（如对乙酰氨基酚，即通常出售的泰诺）和适度的运动。在美国，“脖子痛”通常会得到过度的治疗。多数治疗对我们的益处较少，如果有的话，是为我们的医疗服务者提供了高利润。

如果我们在车祸后发现背部或颈部疼痛或僵硬，我们去看医生是完全合理的。如果事故更严重，或者我们除了脊柱疼痛还有其他问题，那就必须去看医生。但是我们要记住，大多数脊椎疼痛会在几天内消失。如果我们被建议使用广泛的药物或治疗方法，如按摩或物理治疗，我们真的要认真考虑这些药物或治疗是对我们的身体有益，还是为了医疗服务提供者的经济利益。

支持的力量

42岁的卡罗琳西尔瓦在夏威夷毛伊岛帮助她父母年老的邻居打扫房子。邻居的妻子最近死了，他需要洗衣和打扫卫生的帮助。

西尔瓦收拾完窗户，进屋放清洁用品。她父母的邻居从医生那儿回来了，她离开屋子，站在门口台阶上。邻居开车到房子跟前，突然加大了油门冲向西尔瓦。

当汽车将她推入房子时，西尔瓦的左腿从膝盖以下断了。她立即被送往毛伊岛最近的急诊室处理，然后飞到檀香山（瓦胡岛，夏威夷）进行后续治疗。

西尔瓦最初对这个事故很害怕。但她没有生她邻居的气，她认识到这是一个意外。她很感激她还活着。

她第一次发现应对赔偿制度和保险公司很吓人，特别是她还要面对和接受刚刚失去了左腿的事实。西尔瓦在一个个人伤害律师事务所工作，幸运的是，他们能够帮助指导她进行选择。她决定不打官司，她想要得到对她的损失和未来的需求的公平补偿。

在早期的交流中，西尔瓦感到沮丧，因为保险公司的报告说他们将只支付1万美元，她的邻居人身保护政策的上限。西尔瓦截肢后第一个星期的治疗费就超过这一数额。

后来保险公司派遣了一个有经验的经理来帮助确定西尔瓦当前的花费，以及她需要的东西和未来的相关费用。保险公司接受了由西尔瓦和经理制定的生活保障计划。它包括了西尔瓦的决心，法律事务所的同事的教育和帮助以及个案经理的帮助，保险公司后来有了更好的配合。

西尔瓦不想要过多的赔偿，她只是想要公平对待。

西尔瓦发现，她的家人、医生、个案经理、同事，以及最重要的即她的态度帮助她闯过了这场悲剧。反思她的经历，我们发现有一个支持她的丈夫和家庭在她的恢复中是重要的。她的丈夫和家人安慰她，并帮助她保持积极的态度。西尔瓦认为，她的家庭帮助她面对困难。

她的医生告诉她说，她会好起来并能够再次走路。她的个案经理鼓励她坚持下去，一步步解决她的问题。所有这些因素，即支持她的家庭、医生和个案经理，法律事务所的同事的建议和指导，以及她自己的决心和积极的态度，使西尔瓦取得了良好的结果。她没有被愤怒困住，并感激自己还活着。

人身伤害赔偿

人身伤害是一个法律术语，指伤害到身体、思想或情感。除了工伤或车祸，我们可能会因为其他意外而受伤。我们可能会滑倒，被殴打或被缺陷产品伤害。我们可能被医疗或其他疏忽伤害。

根据责任方的故意或过失，通过判决或和解，我们有权获得货币补偿。损失可能包括情绪困扰，损失财产和疼痛。除非负责一方心甘情愿承担责任，否则我们可能会需要一个律师来帮助我们按照法律程序解决这些问题。

私人残疾保险

许多雇主会为我们提供伤残保险，我们也会给自己购买这种保险。

我们可以得到的保险有短期（3 至 6 个月）和 / 或长期的补偿。只要我们无法工作——通常达到 65 岁，长期的补偿将支付我们固定收入的一个百分比，通常是 50%~60%。每个政策对我们要求获得的赔偿都有具体规定。如果我们不能从事我们以前的职业，一些保险将提供补偿，而其他政策只有在我们不能从事任何职业时才提供补偿。如果我们残疾了，很多政策也为我们提供补偿。这些政策可能造成我们以前收入和以后收入出现差异。

如果我们残疾了，伤残保险公司将让我们签署文件申请补偿。治疗的医生提供的文件是必需的。在收到任何赔偿之前，医生的文件要进行审查，我们要去独立的医疗机构进行评估。

相对于长期的补偿，还有更多的人需要短期的残疾赔偿金。如果我们遇上合理的伤害或疾病，短期伤残保险支付我们每月总收入的百分比，直到达到我们合约的时间，通常是 6~12 个月。

Jon Seymour 医学博士，美国著名残障指导方面的专家对短期残障做出如下说明：

如果可以缩短工作的缺勤时间，我们更多情况下会重返工作。通过循证医学和医学数据证实，短期残疾导致的工作缺勤时间通常可以减少。

 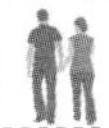

当我们拥有短期残障保险保障，而不是工人赔偿保障时，我们有机会进行更加快速的治疗。然而，复杂的法律要求残障保险与工人赔偿相竞争，这往往会延缓我们的医疗进程。

鉴于无法重返工作的严重性以及迅速解决医疗问题的重要有利条件，我们需要在建议的“最短时间”内在急诊迅速诊治短期残障。所有的相关者——医生、雇主、个人管理者、我们和我们的家庭应该互相沟通。我们想根据残障持续时间和治疗指南来帮助所有的相关者去关注在“最佳时间”内重返工作的情况。

我们的治疗医生应充分了解我们的工作职责。我们的雇主应该根据我们逐渐提高的能力提供适当的工作，以此来帮助和鼓励我们重返工作。我们个人应该以专业的方式协调努力。我们要保持积极的状态并专注于迅速恢复生活能力。

在短期残障补偿结束后，根据个人情况以及保险所对应的政策，我们可获取长期残障赔偿金。

美国长期残障工作专家 Lester Kertay 博士做出如下说明：

当损伤或疾病限制我们工作时，我们需要记住私人残障保险仅是一个防止灾难性经济损失的安全网络。这种保险的目的在于当我们必须离开工作岗位时为我们提供援助，并且帮助我们尽快回到工作中。

我们了解复杂的保险信息以及关于医疗记录和雇主信息是特别困难的。当我们重点关注治愈伤病且努力康复时，我们会发现自己已经远离工作同时也失去了薪水。因此了解我们的保险系统是十分重要的，它使我们在急需帮助的时候获得所需的帮助。

我们从残障政策中能否得到帮助，取决于我们在合同中的诉求。

有时我们可能会欣喜地发现我们的保险提供的帮助超过了常规的财务支出。重要的是我们要确定和了解我们的保险可以为我们提供哪些额外的帮助。

通常，残障政策将为员工提供援助计划，以提高我们和我们的家庭在困难时期应对压力的能力。我们也有可能康复到可以重返工作岗位，这对于我们以前的雇主或另一个雇主都是好的。如果我们不能继续以前的工作，我们可以得到再培训以帮助我们在其他领域找到新的工作。

有时，我们会受到伤害，因为我们在合同规定中，不会得到看似应得的援助。援助被拒绝是令人沮丧的，这也容易导致保险公司与我们敌对。如果一开始拒绝，我们相信也应该可以根据我们的具体情况随时要求进一步和更高水准的援助。

正如我们应对从伤害或疾病的恢复过程中的其他挑战一样，我们需要尽可能地保持主动和积极。我们需要以合作的态度对待理赔员。我们要通过合作建立良好的协作关系。当我们能够合作解决问题时，我们会发现在最初的评估和早期结论中有益的部分。

合作关系会帮助我们顺利了解保险内容并让我们更容易得到所有的援助。我们要相信我们的理赔员和他们所代表的公司，达到尽快恢复到良好状态的目标。

美国残疾人法案

1990 年，美国颁布了残疾人法案（ADA），这是一部广泛规定公民权利的法律，它禁止在特定的情况下对残疾的歧视。根据 ADA 的定义，残疾是“大大限制了重要生命活动的身体或精神障碍”。禁止歧视有工作能力的残疾人，如规模较大的企业。对那些确有残疾的人士，ADA 的任务是帮助他们改善商业设施、就业、政府服务、公共设施和交通。

社会保障

在美国，社会保障局提供退休和残疾赔偿金以及其他形式的援助。社会保障残疾保险对美国的残疾工人而言是首要的安全保障网。

如果我们正因伤害或疾病干扰而失去工作能力并且没有私人保险，我们就可以申请社会保障残疾保险。我们个人可以在社会保障办公室完成办理程序，也可以通过电话或网络办理。我们需要完成一份成人残疾报告和并提供医疗提供商授权的我们的医疗信息。

我们的医疗记录将被录入并由国家残疾测定服务部门进行审查，然后做出决定。他们做决定短则一个月，长则数月。最初，大部分残疾赔偿金的申请将被拒绝。但是上诉会使许多情况逆转并让我们获得补偿。

在过去的三十年里，残疾赔偿金申请人数持续增加。更多的劳动力，经济疲软，降低资格标准以及劳动力的老龄化都是影响因素。1990 年有三百万人，2007 年有七百多万人，2011 年有八百五十多万人领取社会保障残疾保险。在 2010 年，以背部疼痛或心理问题作为失能伤害的人最多，而相比于 1965 年，以此索赔的人数为 26%。这两种疾病最难进行医学评估，因此这也增加了潜在的欺诈性索赔的可能。

 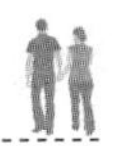

Richard Burkhauser，康奈尔大学政策分析与管理学教授，他在国会声明，社会保障残疾保险往往成为那些在适当工作场所及住宿和康复条件下可以参与劳动的人员所持有的长期失业保障。

一个被称为“工作券”的社会保障计划为那些 18 岁到 65 岁间领取社会保障残疾保险或补充保障收入的人提供更多的就业机会。根据该计划，社会保障管理部门授予那些有能力的人“工作券”，反过来说，我们利用“工作券”，能在就业网络中选择就业服务、职业康复服务或其他支持服务，以此来实现自己的职业目标。就业网络接受我们的“工作券”并提供和协调服务，以帮助我们找到和保持工作。

退伍军人及受伤战士

美国退伍军人事务部（VA）使用自己的表格确定残障等级。确定哪些退伍军人能得到补偿是一个非常复杂的过程。

根据 2009 年美国社区调查，在美国大约 17.5%，即约 1260 万年龄在 21 岁至 64 岁之间的非制度化退伍老兵报告存在残疾。其中，有大约 20.3% 的人报告达到 70% 或更高 VA 等级的残疾。

更多的退伍军人从中东部地区返回，增加了残疾退伍军人的数量。军事服务成员享有社会保障局的伤残理赔快速处理的权利。

奇怪的是，许多人是受伤的战士并遭受严重的伤害，比如四肢缺损、脊髓损伤、创伤后应激障碍等，但他们并不认为自己是残疾。

王建文 译（朱绪辉 审校）

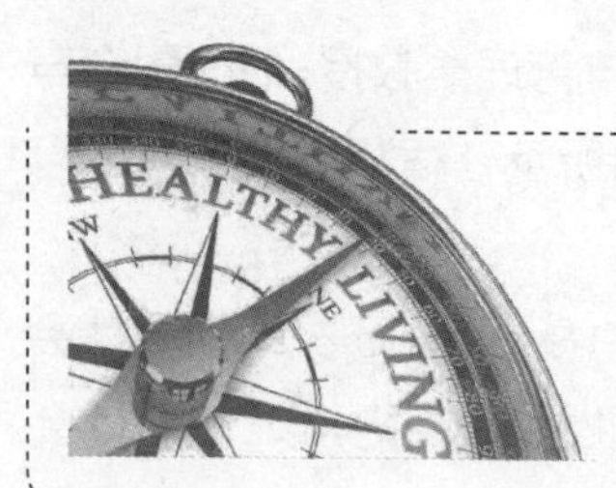

8 治疗者

我开始认识到医生不需要为我自己的健康承担责任。

我认识到我是唯一能承担责任的，我的医生服务于我。

我开始越来越清楚地决定谁可以参与到我的健康治疗当中以及需要什么样的治疗。

知道自我掌控及责任让我感觉很棒，我的身体变得越来越好。

我们需要什么？

我们为什么要去寻求医疗服务？我们可以因为诸如骨折或莫名的胸痛而前往急诊治疗。我们在对担忧或者不适再也无法容忍时会去寻找医疗服务。

我们如何选择最合适或最需要的医疗服务呢？我们如何知晓我们所接受的医疗对于我们来说是正确的？以上的问题通常是很难回答的。

我们希望我们的医疗服务提供者帮助我们保持健康，并在需要时帮助我们恢复健康。我们希望他们可以专注于我们的功能，诊断准确，并且在我们需要时提供我们所需的治疗。

我们希望治疗能以最佳并且最先进的循证医学为依据。我们也希望提供给我们治疗的医生能理解“生物社会心理学”（生物 - 社会 - 心理因素统一的方法，不同于单纯的生物医学角度）观点。我们不希望治疗基于个人观点或是猜测，更重要的是我们不希望我们的治疗是为健康服务方、药品公司或其他机构谋求最大利益的。

我们的健康永远都是我们自己的责任。即使我们需要医疗救助也要自己掌控，医疗提供者必须要同我们一起努力。我们最重要的永远是积极地保持身体的健康。

我们当中的大部分人并不会花费时间去思考健康，直到我们开始发现有不对劲的地方。这时我们会开始猜想到底有多严重，我们开始考虑我们的症状，如果症状是轻微短暂的，那么我们通常是自己照顾自己并等待这些症状消失。

我们开始寻找疾病是否严重的证据——诸如短期迅速的消瘦以及血尿。有些改变是非常明显的，即使我们没有经受过特殊的培训也能知道是出了问题——甚至我们可能完全不清楚到底是遇到了什么问题。

如果我们想知道更多自己的症状，那么我们可以在书店或图书馆中寻找文献或者在网上寻找可靠的资源。我们在此书的背后推荐了一份网络名录，并且在 www.livingabled.com. 上你也可以找到。

我们需要谨慎对待在何处搜寻信息。如同在书籍或网络中可以获得许多优质信息一样，不良消息也充斥于其中，有时也许会更多。通常最好的资源是政府、有名望的医学院校或者受人尊敬的科研医院提供给我们的。无论是纸质或者电子资源我们都要抱有怀疑态度，因为有可能是有些公司出于利益想要卖给我们药物或治疗。

我们或许可以向具有医学知识的朋友或亲戚求助。如果我们可以同时得到他们当中多人的建议，那么我们可能获得同样的建议，这将是我们最好的出发点。

如果我们的问题持续且变得越来越严重，那我们就需要就医。如果我们拥有家庭医生，他们是我们最好的第一选择，除非我们的症状变得严重到需要立刻前往急诊或呼叫救护车。我们最好可以在问题严重到需要急救之前找到合适的医疗服务。

在这个章节以及接下来的“诊断与治疗”章节中，我们会探索不同的医疗服务提供者，如何提供最佳诊断及最常见的治疗。我们需要了解如何可以尽可能保持健康。

谁将是第一个？

我们总是信任医疗提供方并对于他们把我们放置于最高利益上充满信心。

虽然大部分是，但遗憾的是并不是所有的都是如此。细心地选择合适的医疗提供方是很重要的，有些治疗提供方也许会使我们得不偿失。医学上的偏差，缺乏经验和知识，过时或有限的技术都会引起问题。问题的根源或许是一些医疗提供方出于贪心，为患者提供过量而并非有效的治疗。

当我们因为工作、车祸以及私事受伤时，我们更容易遇到不客观的医疗提供方。虽然许多优秀的医疗提供方也专注于这些伤害，但是有问题的医疗提供方同样也沉溺于此类问题。他们或许将这种伤害当作一种简单的牟利手段，因为此类伤病并不像其他治疗一样受到许多医保限制。投保的伤病往往会涉及法律问题并引起律师的介入，所以有时候我们会离开初诊医生。许多初诊医生并不愿意参与诉讼过程，因为这个过程涉及到很多证据、证言等流程。

我们也许会更多地与那些与原告方（受伤一方——我们）或被告方（雇主或保险公司）为伍的医学专家打交道。因为总体来说那些医学专家更容易接受其中一方的诉求、赔偿或其他事情。

这些医生并不需要对支付他薪水的一方产生偏袒。确切地说他的概念以及方法更容易使得被告或原告与他结盟。

原告律师更乐意与那些一贯将问题归结于伤害、将问题评估得更重、建议和提供激进的治疗并提供较高残障或伤害评分的医生合作。被告一方律师则乐意与那些很少将问题归结于伤害，将问题评估得较轻，提供并建议最小限度的治疗，提供较低残障或伤害评分的医生合作。对于我们来说最理想的便是与那些公正的医生合作。

我们需要挖掘我们的资源，将好的、基于循证医学的医疗同不良医疗相区分。

从医疗方得到最大的收获

我们需要掌管自己的医疗健康并确保医疗提供方可以给我们最佳的支持。将检查的价值最大化，需要我们在去见医疗提供方前有所计划。在到达诊室前只是单纯地等待将会导致我们匆忙行事，或轻易被吓住，或记不得我们认为重要的事。

能使我们轻松应对诊室问诊的资源及表格可以在 www.livingabled.com 上找到。打印出来并利用这些工具，有助于我们掌控以及获得我们所需要的建议与帮助。

医生问诊表格主要内容是我们预约的日期及时间，报告我们身体及症状的变化，列出与医疗相关的事情。提供给我们的医生既往就诊记录、用药情况（处方或非处方，天然或草药以及营养品），生活条件或者形式上的变化以及我们特殊的问题，这样会使就诊更有效率。在我们第一次见新医生时最好将我们所有最近使用过的药物的原始外包装带过去。

在我们因为伤害相关的问题去就诊于新医生时，我们需要为医生完善表格并注意留给自己留一份。有一份复印件可以使我们自己对于被告知的情况有一个参考，也可以再次复印给其他医生或用于其他用途。

帮助我们的医生将会有助于我们自己。我们希望准时到达并完善医生或护士提供给我们的表格，拥有自己的表格将会使我们更容易完成医生给我们的表格。

在我们第一次见医生的时候我们应告诉医生我们期望的是什么。我们也许可以提供给新医生一份“医患协议”，并解释在这样的一份协议中我们所寻求的是什么。我们可以问我们的新医生可否在下次我们来访之前先回顾一下协议，如果他们同意，那么让他们与我们共同署名。

使用医患协议对于一些医生来说是件新鲜事物，但对于许多初诊医生来说并不新鲜了。优秀的医生不应将这视为威胁。如果有的医生被这协议激惹或感到威胁，那么我们可以考虑换一个医生就诊。

当我们拜访新医生时我们应当期待医生可以完整地询问病史。当我们诉说时应将我们最重要的诉求——“主诉”当作开头。接下来我们应当诉说它的起因，解释经过及我们的身体和生活是如何产生变化的。

即使我们将病史完整地告诉了一位医生，但当我们见一位新医生时我们也应当再次完整诉说一遍。如果我们忘记了病史中的一部分，医生也许会遗漏重要信息，并对我们的治疗记录及病史中存在的出入感到困惑和迷茫。这也是我们保存完整表格复印件的好处，它可以使得我们更加轻松并有助于我们准确完整地叙述病史。

我们通过表述疾病如何影响生活而传递症状信息。如果我们的问题是位于身体一侧，比如一侧的上肢或下肢时，我们可以将它们与对侧相比较。即使我们只被问及“是”与“否”的问题时，也可以提供更多的信息。

如果我们发现我们的医生并没有认真聆听我们的叙述，那么我们需要将我们所担心的表达出来。我们应该要求我们的病史被关注。尤其是如果我们被匆忙对待，且我们面对的是令人生畏并且比我们更有知识或能力的医生时，这样的要求是比较困难的。但我们必须强迫自己这样做。

大部分的诊断可以通过发掘我们的病史而得到，所以要使医生保持应有的注意力。当我们能提供一份清楚、连续并且组织良好的病史时上述问题可以变得简单易行。

有时医生需要进行查体。在穿着上我们要明确我们可能会脱衣进行检查，或者换上专用的外衣，这样可以使我们的医生顺利检查。如果在检查过程中医生是异性的话，我们可以要求一位同性别人员在检查过程中陪伴。

如果症状位于我们身体的一侧，我们希望医生为了比较症状而检查对侧。举例来说，如果我们有疼痛、张力或知觉异常，那么我们应当在检查过程中将这种感觉告知医生。我们被要求进行活动，如活动关节或脊柱，那么我们应当尽我们所能进行活动。我们要把在进行这些活动时的不适告知我们的医生。在检查过程中，我们有权知晓他们所发现的问题。

当问诊及查体结束后，医生将会对我们的主要症状进行初步的鉴别诊断。

在医生告知我们初步诊断之前，我们可以不离开诊室，可以询问关于诊断的事情。我们需要对医生的描述有详尽的理解。我们应当被告知可能的鉴别诊断和最终的诊断。

如果医生推荐特别的检查，我们需要去问为什么？它有什么风险和益处，所得出的结果会如何影响治疗？如果医生的答案是所有的患者都会进行该项检查，那么我们应该保持一定的担忧。举例来说，如果我们背痛或者颈痛并不是因为明显的创伤引起，或者没有明显提示潜在危险的警示症状，那么我们不需要医生在初诊时为我们选择进行平片检查。诊断性的检查是需要对我们个人情况得出符合逻辑的结论后才进行的。

我们期望一起协作得出我们的诊断。在我们询问关于诊断的事情时，我们需要避免对医生的诊断进行“怎么样”或者“为什么”的提问。我们应当期望医生可以给我们解释关于他对该项诊断的理解并且我们怎样可以学到更多。如果我们对于所告知的并不是十分理解，那么我们可以不断咨询直到我们确定自己理解了。

一旦我们得知了自己的主要诊断，便可以开始讨论我们的治疗选项了。我们应当询问各种治疗的益处和风险。我们可以询问，如果当医生本人或者家属得病的话会如何选择。当医生给我们推荐可以使他们获益的治疗时，诸如在他们办公室或者其他属于他们的地方进行治疗，给我们开药或使用器械或者进行手术，我们应当问问自己会不会因为他们有机会获得额外的收入从而影响治疗。

最佳的医患关系源于诚实与清晰的交流。当我们希望被尊重和有尊严地被治疗时，我们必须也同样使医生有尊严和得到尊重。即使我们有时候对于医生的习惯感到不悦或失望，但仍需保持礼仪。当医生尊重我们并喜欢我们的时候，我们就可以接受到更好的治疗。

虽然可能有些困难，但是在就诊过程中我们应当进行笔记。记录我们所问问题的答案，记录治疗小组的名字，记录我们接下来该干什么。这样有助于帮助就诊并使我们获得更好的治疗。

专业医学团队

我们的医疗团队包括：营养师、医生、护士、执业护士、助理医师、社会工作者、心理咨询师、治疗师（精神的、职业病的以及身体的）以及其他等等。这取决于我们的需要和我们所遇见的人，我们会发现他们中的某些人会对我们的恢复有着很大的帮助。

初诊医生——应当是了解我们的病史、当下用药及治疗方案、性格以及价值的人。初诊医生通常指导我们采取健康的生活方式，提供预防性医疗，评估病情的急缓，鉴别并治疗基本的疾病并且在需要时向专业医师进行转诊。

我们通常会经具有一定医学知识的亲友的推荐选择初诊医师。也许会向其他我们已经认识并信任的医疗职业者，例如牙医或药师寻求推荐。我们也可以从我们的医疗计划、州立医学协会或者宣传团体中寻找信息。

在选择初诊医生时我们要考虑他们的资质以及所受过的锻炼，专业认证证明，是否参与医疗计划，执业区域，病人的数量以及日程安排。我们还可以评估他办公室的人员是否友善或乐于助人，他的同事以及其他患者如何评价他。我们希望初诊医生可以把我们完全当作医疗过程中的伙伴。

现在许多网站上有着大量对于医生或者其他技术服务者，如会计或动物学家的匿名打分评价。如果那些评语是连续多次的，或许可以作为我们的参考；但如果是个别、孤立的，那么就无意义了，而且通常这样网站的信息是有偏见的。

专家——如果我们的问题因初诊医生专业知识的限制而无法解决，那么他们或许会将我们转诊于专科医师。当我们需要认真考虑初诊医师推荐给我们的专科医师时，我们仍然希望通过我们自己的方式搜寻专科医师，就如同我们在选择初诊医生一样。在 www.livingabled.com. 上有一份列表可以帮助我们判定最佳医师。

如果我们的疾病是与工作相关的，那么选择职业病医师最合适。这些专科医师在工作相关症状的评价与治疗领域是很有经验的，他们可以帮助我们住院或者返回工作岗位。

像许多与肌肉或神经损伤相关的疼痛疾病，理疗师或康复医师将会是我们合适的选择。

如果我们清楚问题是因骨骼引起的，那么首选应当是骨科医生。

如果问题涉及我们的大脑或者神经系统，那么神经内外科医师或许可以给我们提供合适的治疗方案。

护士、执业护士、助理医师——医生在处置我们急慢性疾病的过程中需要同许多其他职业人员一起工作。

护士通常与我们接触最多，她们了解我们的情况，解释我们的治疗。她们通常是我们进入医疗系统中的最佳切入点。

执业护士是经过高级实践认证的护士，具有更多的知识、技术并经过更多培训。助理医师是在医疗团队中具有医疗实践资格证书的人员，通常包括医生。很多情况下助理医师将是我们主要的接触人员。

理疗师或职业治疗师——物理治疗通常专注于促进我们功能的恢复，使我们在生活中随心所欲。理疗师通常需要评价、处理我们功能上的伤害及限制，以及与我们健康、功能、活动相关的障碍。职业治疗师与前者有着细微的区别，职业治疗专注于诸如通过锻炼我们使用辅助工具来增加我们的独立性，从而改善我们的物理环境。以上两者通常需要联合给予我们治疗。

理疗师以及职业治疗师可以是具有理学博士学位的，也可以是职业治疗的助理或助手。他们的方法及技术是非常丰富的。

主动的功能恢复对于我们的肌肉、肌腱以及骨骼问题是最有效的。像电位刺激、理疗袋以及超声波治疗等被动方式，其作用是非常有限的。

治疗程序通常开始于小心谨慎的物理评估之后，并通过特殊功能目标制定发展计划。通常我们有可能需要接受每周两到三次的治疗课程，院外锻炼以及其他活动。治疗师需要指导我们，并使我们对于自己的康复负责。

有下列情况时，我们应当对于治疗的质量产生质疑：

- 治疗师不能有效沟通并给予我们应有的关心。
- 没有很好地解释治疗计划及特殊功能目标。
- 治疗师没有促使我们更多地依靠自我。
- 持续两周以上应用电位刺激、理疗袋以及超声波治疗。
- 设施是医生个人所有（尤其是属于我们处方医师或顾问医师私人所有的）。
- 我们没有得到稳定的恢复。

毕业于荷兰阿姆斯特丹物理治疗学院，具有富有经验并受人尊敬的物理治疗师雅各·范德尔登如是说：

在脆弱和缺乏安全感的情况下，物理治疗可以帮助我们变得自信和快乐，帮助我们认识到在恢复的过程中我们并不是孤单的。治疗期间，我们应时时去思考怎样才能使自己在未来得到良好的治疗。

我们希望理疗师询问我们的困难以及在日常生活中所面对的挑战。我们希望他们可以让我们说出这些问题将如何影响我们对于健康的感受。

我们希望针对我们所关心的治疗计划及家庭锻炼活动向理疗师进行咨询。希望他们关注我们的伤病并有办法去解决躯体障碍。同样希望他们可以去改善我们当下关节、肌肉、肌腱及神经的障碍。希望他们可以尽快恢复我们的自立功能。

精神心理健康治疗者——当一些人急于将诊断归结为我们所遭受的物理原因时，另外一些治疗者可以看到我们所存在的情感或心理问题。我们的情感或心理问题有时候也许会通过物理症状的形式表现出来。焦虑、抑郁或者其他精神心理问题均会通过许多躯体问题表现出来，将我们置于残障风险之下，使我们的康复延期或变得复杂。如当我们经历抑郁或者创伤后应激综合征这样的情感或心理问题时，即使我们没有或有很轻微的躯体症状也可以让我们致残。

当我们经历精神心理健康问题时，我们也许会遭遇社会偏见。而这样的社会偏见通常是源于他人甚至我们自己的不合理的模式化观念。这样的观念是由于恐惧、世俗观点以及缺少有效信息所致。

与经历精神治疗相关的社会偏见将会导致我们对于所存在问题的轻视和轻蔑。我们一定不能让这种社会偏见阻碍我们寻找有效治疗的意愿。

为什么要区别看待我们所面对的精神心理问题及躯体伤害或疾病？这两者都是我们自己的问题。

史蒂芬和诺曼·雷克莱两位博士以及精神心理卫生专家为我们提供了精神治疗服务指南，告诉我们如何选择合适的治疗者，如何明智选择所需要的治疗。

我们应该什么时候考虑精神卫生治疗？如果我们相信自己可能面对精神心理问题，那么在我们初次就诊查体时，就应注意我们的躯体障碍能否合理解释并符合我们的症状。在有如下经历时，我们应当考虑进行精神心理治疗，如焦虑；抑郁；采取如酗酒、用药及其他物品或某种行动来减轻痛苦；容易生气并易激惹；长期未解的忧愁；或者类似症状。

当我们的症状变得严重、糟糕时，曾经可控的现在失去控制，影响了工作、学习、照顾家人以及享受生活，那么这样的治疗对我们来说就非常重要了。当我们正在经历严重影响我们正常生活的焦虑、抑郁或者其他精神症状时，我们有必要将他们表达出来。

什么时候用药才是最有效的呢？如果我们正在经历抑郁或严重的精神症状，那么我们或许可以考虑应用精神类药物。许多初诊医疗服务者（包括执业护士以及助理医师）对于症状有足够的认知并且可以治疗轻度到中度的精神疾病，愿意开药并观察药物的疗效。

如果我们的健康问题变得越来越严重与复杂，应该考虑将我们转诊至专科医师那里，例如精神科专家、精神科执业护士或者具有精神方面治疗特长的助理医师。但这取决于我们的社区及地区，因为能够开立医嘱的专家是有限的。对于我们非常重要的一点就是能够与开医嘱的医生良好相处并相信我们是被尊重的，可以完全敞开心扉讲述自己的经历。

我们如何确定谁是最符合我们需要的医师？我们对于医师的选择，最有效的是可以帮助我们如何阐明关键问题。

精神心理治疗是充满活力且富于合作的过程。这期间，我们可以得到支持，明白如何减轻个人症状，促进人格完善。我们要花费时间与经历去了解我们的想法，行为和感受。我们的责任包括规律治疗，诚实坦白以及完善后续的家庭作业。我们应当逼迫自己发觉并分享我们认为难以讨论的事情。

我们的主要治疗也可能是单纯的药物治疗。当我们的精神症状伴有躯体损伤或者疾病时，可以给我们的功能带来更多的困难，这时治疗是非常重要的。

如同我们寻找其他医师一样，当我们寻找精神治疗师时，可以通过初诊医师或者亲朋好友的推荐来选择。需要我们记住的是如果我们的亲朋好友曾经有过咨询的经历，那么就会参杂个人的观点，因此他们的建议或许并不符合我们的需要。其他我们可以询问的人包括神职人员或者本地的精神科医生、医疗咨询员或社会医疗工作者。

精神科医生、医疗咨询员、精神科护士、社会医疗工作者、婚姻与家庭治疗师、咨询师、牧区咨询员以及精神病专家可以为我们提供咨询以及精神卫生治疗服务。取决于我们所在的州或者省份，上述一些职业需要有执照。对我们进行诊断及治疗心理疾病问题前，他们需要有毕业证书以及相关培训。

我们首先的问题应该是关于他们的教育背景、受训情况以及有无执照。我们的第二个问题应当是他们有过什么样的经历以及专业训练可以对我们的问题有帮助。

一个医生的培训经历以及文凭并不是我们想象中的那么重要。一个博士可能并不比硕士优秀。专业的治疗方向及态度也不并是通往成功的最有力因素之一。研究表明:我们主动开放的、充满信任的医患关系是通向成功心理咨询的钥匙。

行为认知疗法是一种对于我们慢性疼痛非常有帮助的治疗方法。这种方法针对不良的情绪以及不适当的行为,帮助我们开拓思路。可以通过一系列有明确目标的疗程而完善。行为认知疗法专注于问题本身并且具有行动导向的。目标是可以明确辨析的,并且在实现的道路上是可以持续评估并监测的。

临终关怀服务提供者——临终关怀可以是在医院、良好的护理场所、专门的临终中心甚至可以是我们自己的家中。临终关怀是指临近生命结束时的治疗——它所适应的人群通常定义为预期寿命不超过半年以及生命将在一周或几天内接近终点的人群。

如同在我们生命中最后关头亲朋好友可以给予我们支持一样,临终关怀人员是在这样的时刻给我们提供医治、心理疏导、精神抚慰的专家。如国家癌症协会所描述的一样,临终关怀人员是"试图控制疼痛以及症状以便我们尽可能的舒适及清醒","这个治疗的目标就是让人平静、舒适、有尊严的死亡。"

补充治疗以及替代治疗——我们当中的大部分人都对补充治疗以及替代治疗的效果充分信任。补充治疗以及替代治疗的拥趸者对我们所说的传统西方医学感到失望。

举例来说补充以及替代治疗通常包括如针灸治疗,其他传统中医治疗;还有如听觉疗法,电磁疗法以及其他一些能量疗法;手法治疗;中草药治疗;顺势疗法;以及物理疗法。但是一个非常重要的问题是这些真的有用吗?

相比较什么是有效的,我们更应该关心什么是对我们有害的。通过政府的准入程序并无法彻底保证我们的药物安全,缺乏相关研究让我们对于疗效、副作用以及与其他替代治疗的药物(无论西药或中药)可能产生的交叉反应缺乏足够的信息。

我们需要如何认识补充或替代治疗的好处?其中一个最重要的好处就是可以感受到医疗人员的关注以及关心。今天我们接触到的西方医学明显缺乏对于以人为本的关注。当我们对于疾病担心恐惧时,被人聆听时我们就会获得医疗之效。程序化的西医医生在只有十分钟的问诊时间里很少有机会并且并不鼓励聆听我们的声音。

但是,科学的证据表明补充以及替代治疗最有效的作用是基于安慰效果的，即他的直接效果更多体现于心理而非身体。生物统计学家R·贝克·包塞尔过去曾是国立卫生研究院资助的补充以及替代医学特别研究中心的调研主任。他的研究证实，补充和替代医学的安慰效果至少可以暂时缓解疼痛。包塞尔证明了补充和替代治疗缓解疼痛的可能生物学机制是基于我们的内源性阿片肽系统起效的。这与我们在为了缓解疼痛时所开具的阿片类止痛药刺激身体产生的止痛化学效果是相同的。

除了安慰剂治疗效果之外，包塞尔没有可靠的证据证明补充或替代治疗对于现存的医疗条件有益或者可以缓解一定的医疗症状。同样补充以及替代治疗除了安慰剂所产生的可靠生化机制外没有任何其余的机制。

补充和替代治疗的批评者们把这两种治疗定义为“一组无法验证、拒绝验证或者一贯验证失败的实践行动”。大部分的补充或替代治疗缺乏足够的科学证据去准确判断他们的医用效果，所以他们的效果无法辨别真伪。当新的治疗方法被证明为有效时，他们将会被纳入标准的治疗实践中而不再是替代治疗，虽然这个过程可能非常缓慢且有很多阻力。

我们中的一些人患有非常规的躯体症状，即使看过了许多西医专家也仍然无法确诊，有意无意中会寻找可以相信是具有科学依据的诊断。我们或许会拒绝我们的症状是被当下客观的医学研究所无法辨认的。

有的时候补充或替代治疗有副作用，最常见的危险是当我们应用这种治疗时，会延误我们获得可靠有效传统西医治疗的时机。在我们开始找寻补充或替代治疗之前，我们应当去翻阅最新的循证医学证据，辨别这些治疗是否对我们有用。

按摩治疗师——背痛以及颈痛是我们最常见的不适。所以我们当中的部分人都将会有机会拜访按摩治疗师。他们当中的大部分人真的非常关心我们。但是我们需要认真观察他们在做什么，而且需要问自己“这些真的可以帮助我们吗？”

当我们经历持续几天或者更长时间的腰背痛的时候，我们也许会去按摩治疗师那里接受脊椎手法治疗。通常在数小时内我们可以感觉到好转，虽然还有些频繁的疼痛，但是起码我们认为自己在好转。

一些科学的研究已经证实脊椎疗法是缓解我们腰背疼痛的一种方法（其余包括锻炼、按摩以及物理治疗），国际实践指南建议我们的疼痛在六次或六次以内时也许可以去尝试这种治疗。

早期我们把科考伦协作组织作为循证医学实践确立的标准。通过分析有限的科学研究结果，科考伦数据系统发现脊椎疗法在治疗严重或急性腰背疼痛时并没有比不接受治疗更有效。

在其他的同行评论研究中（那些在专业领域具有权威的人所评估的研究）未能确切证实这些治疗有任何益处。最好也不过是证明他比其他形式的物理治疗有效而已。我们还缺少足够的证据证明手法治疗对于颈痛有效。

椎骨手法治疗同样也被其他医生或理疗师所实践。实践者们在我们活动受限的椎骨上施加作用力以达到效果。手法治疗也许会因为在我们的关节处发生减压而出现砰砰的声音。他们的目标是减轻我们的痛苦并增加我们移动及行走的能力，相对而言比较安全。

一些按摩治疗师也许会发现我们的骨头或许有些半脱位并且必须使它复位。目前尚无科学验证半脱位按摩疗法。甚至在按摩师当中也没有对于“半脱位按摩疗法”的定义。没有证据表明我们需要多种调整去“矫正”或“固定”我们的半脱位。

按摩治疗师以及健康科学（循证医疗）博士普利森·H·朗恩在他 2002 年所著关于按摩治疗师的书籍《赤裸的按摩治疗师：与江湖游医的斗争以及赢得与疼痛间战争的内幕指南》以及 2013 年所著《按摩治疗滥用：一个内幕者的悲伤》中所述：手法按摩治疗是集合了多种治疗技巧、信念以及有计划的复杂手艺。如果我的邻居或者亲朋好友问起我“如何选择按摩治疗”的话，我会对他们提供如下建议：如果他们面临的是颈痛，我出于良心及医学科学，无法在这种情况下推荐给他们一个按摩治疗师。颈椎按摩可能会带来中风，比较而言我相信是弊大于利的。

对于椎骨手法治疗来说，现在缺少足够的同行评估临床研究来支持它对于包含颈椎病在内的许多症状有帮助。在这些研究得到实施并支持椎骨手法治疗是安全、有益的治疗方法之前，该治疗不可能被推荐。

如果他的症状属于中低位的背痛，那么去看按摩治疗师或许是个合理的选择。中低位的背部是被肋骨、脊肌、肩胛、锁骨等良好保护的一个巨大结构。如果按摩治疗师的治疗在一到两次或者三次时起效了，我们就不需要再过多的进行治疗。

我不鼓励在有神经系统表现或症状出现时进行按摩治疗，如腿后部的放射痛。一个医疗团体相比较一般的按摩治疗师而言，对于诊断神经症状会更加训练有素且设备齐全。我同样也会告知他们应当提供一份知情同意书，包括推荐的治疗、治疗风险、花费、替代方法以及症状的自然转归。

如果他们被诊断为半脱位,那么我建议你们应该离开诊室并且不再回去。半脱位是个虚构事情,不需要进行任何治疗。我建议他们进行保守治疗,因为上述问题除了可以让我们见识到按摩治疗师的底线外无任何益处。

简单来说,如果我的邻居,亲朋好友们因为背痛向我求助我从不会对他们说:你们需要马上去找按摩治疗师。我想不到在何种情景下按摩治疗会是我的首选推荐。

一个更好的问题是:为什么有的人会愿意去看按摩治疗师呢?

如果按摩治疗师想在麻醉下进行椎骨手法治疗,我们需要尤其地注意。如果按摩治疗师拒绝提供病历或者提供的病历很难理解也需要引起我们的警惕。

一些治疗师同原告律师有着亲密的合作关系。一些律师发现在我们受伤时把我们的伤病描述得更加严重对于按摩治疗师以及其他医师有所帮助。如果我们接受了上千美金的按摩治疗,那么我们必定是重度受伤。这样一来按摩治疗师和律师都可以获得收益,然而我们却以相信自己的伤病较实际更加严重而收场。

这对于我们来说意味着什么?如果我们得了急性且较重的腰背部疼痛,我们可以去尝试。如果我们确定选择了按摩手法治疗,那么我们应当期盼在最长不过六次疗程内我们的疼痛可以缓解并且可以促进我们的功能恢复。更多的治疗并不会给我们带来更多的好处。

医疗地点

我们需要尝试充分掌握我们身体的状况以及医疗问题,以便认识到在遇到不同症状时哪些是需要预约门诊的,哪些是要去紧急护理中心的,哪些是需要急救车运输或需要进急诊室的。通常紧急护理中心可以有着更充裕的时间治疗,且比呼叫急救车以及进入急救室的花费更少。

如果我们的问题不是那么紧急而且是跟工作相关的,那么职业病治疗诊所也许是一个上佳的选择。职业病治疗诊所理解工作者的赔偿问题以及大部分的工作环境。但是如果他们的地方打广告显示专注于工作者的赔偿以及交通事故伤害,那么应当引起我们的警惕。

陈元浩 译(王思远 校、韩修武 审)

9 律师

起初，我一点都不了解案件以及律师。律师总是打出一些鼓舞人心的广告。现在我向大家说明一下我们什么时候需要律师，而什么时候不需要。当我决定确实需要律师后，我要让律师知道他们是为我工作的——并且由我来决定我们将会采取什么行动。

辩护人还是受害者——还是两者都是？

如果我们在工作中受伤了，包括意外（特别是交通意外），或者变成残疾了，大多数人都会陷入一种“怀疑以及恐慌”之中。我们将怀疑以及恐慌究竟发生了什么，即将发生什么以及我们应当做什么。我们疑惑究竟应该相信谁。

索赔、纠纷解决以及诉讼总是让我们混乱不清。在当代美国社会，所有的美国人都对诉讼一控诉太熟悉了。但是由于我们并不是专业人员，当面临真枪实战时我们多少都有些畏手畏脚和恐惧。作为未经训练的个体，面临专业的律师以及其他专家时，我们大多数似乎都认为找一名自己的律师才是不二的选择。

代表我们的律师通常被称为申请人，索赔人和/或通常简单地叫做原告律师。为雇主或者保险公司辩护的成为辩护律师。

作为有效的代讼人，原告律师能帮助我们获得安全保障以及赔偿，尤其当我们获取医疗保障以及赔偿有阻碍的时候。律师在法律以及道德上具有义务代表其代理人的最大利益——而不是他个人的利益。有时，最大的法律利益以及最大医疗利益之间是有现实上的冲突的。最大的法律利益反映在我们（和我们的律师）的经济赔偿金额上，而最大的医疗利益则是反映在长期的健康状态上。

绝大多数律师都是受过训练的热爱本职工作的理性的人。法律训练主要集中于尽可能地“赢”得所有的案件。在非刑事的案件中（包括人身伤害和伤残案件），我们通常以判决涉及的金钱或者财产来定义“赢”。当案件判决后，法律训练使得我们的律师不再关注于其委托人——也就是我们——的生活质量。

在我们受到伤害之后，当紧急医疗救助问题已经解决的时候，我们及那些关心我们的人会不禁琢磨："这伤害到底值多少钱"。我们更关心长期的医疗救助，我们多久之后才可以回归到原有的工作(以及薪水)，以及我们是否可以继续工作或重新找一份工作(以及薪水)。这些顾虑让我们意识到需要一名律师的必要性。

在美国，找律师是一个简单的事。律师们登出了大量的广告包围着我们，并鼓励我们寻求法律帮助。那些擅长于人身伤害或者伤残的案件的律师通常以"不痊愈不要钱"作为宣传标语。在人身伤害以及伤残的案例中，律师都会收取基本的风险代理费用(即胜诉之前的费用，风险代理费用通常是判决金额的百分之几)，他们的酬劳通常是判决金额的百分之几。当然在美国某些州，也会为受伤的员工提供公共律师去维权。

风险代理费用体制是十分重要的。当我们受到伤害以及其他方对此伤害需负责任的时候，风险代理费用允许我们利用有限的经济以及法律资源去尽可能地起诉个人、雇主以及保险公司。

一般律师的风险代理费是判决金额的 25%~40%(基本花费除外)。现实中，律师通常将花费和酬金归为一体。典型的就是"不赢不要钱"——但是大多数案例中我们仍需支付一些基本费用如庭审费、诉讼费以及专家证词费用。

一些原告律师更在乎自己的经济收益而不是委托方的——我们的——可以获得的最好长期利益。包括使用"速战速决"的技巧，也就是律师总是接尽可能多的案件，尽快地处理这些案例，这样他们可以最快地得到酬金，而不需要更多地准备或者审判，从而他们可以将其每小时的酬金最大化。而这种方法可能导致其代理人仅仅获取了其真正胜诉金额的一小部分。快速解决方案可能并不是我们最好的解决方案。

一些律师会"择优挑选"那些胜诉几率较高的代理人。因而我们的那些金额较小的案件很难找到法律代表，例如花销较少的医疗案件。如果我们的案件包括远期的医疗账单以及丧失继续工作的能力，那么涉案的金额就会高出很多。

当然，当我们的律师胜诉的案件是以"我们丧失继续工作的能力"为基础，那么便意味着我们确实"残疾"了。贴上残疾的标签后将严重影响别人对我们的看法，最终我们对自己的看法也会被之影响。而这些看法很难使我们受益。

有证据表明诉讼很有可能延长我们的康复时间，增加我们的残疾几率。当案件涉及昂贵的医疗花费时，也带来了永久的损害，导致永久性的残疾，从而他们会继续申诉更多的赔偿。

所有形式的诉讼，判决都需要花费数月甚至数年的时间。而治疗通常在我们的诉讼或者判决中就已经结束了。

一些律师会鼓励我们去看他们认识的医生，开很多药或者采取其他的治疗手段，包括手术。有时候律师会尽力地劝我们去看一些好医生。我们必须意识到，律师可能建议这些医生给我们开很多药或者采取其他的治疗方法，这样才会增加医疗花费，从而律师可以得到更多的酬金。我们所获得的治疗越多，判决中所涉及的金额也就越大，而他们的佣金也就越多。

作为患者的我们，理所应当地希望尽快地康复，从而继续我们的活动，回归到工作中去。我们同样希望得到应得的赔偿。

有些律师会建议他们的客户遵循医嘱，不要在案件判决前恢复活动或者回去工作。因为恢复日常活动或者回去工作的话可能会降低赔偿金额。而这些建议也成为了实际上的法律共识，律师们大多否认他们的这些建议会对其客户带来伤害或者使其残疾。

起诉总是会被延迟，律师没有充足的时间处理他们的案子或者审判庭难以预约。有时也会因为无法约到医生或者无法从医生那里获得信息而延迟起诉。审讯以及法庭的时间冲突也会导致开庭延迟。而我们案件的审理时间越长，我们所受到的伤害可能性就越大。

除我们担心康复的问题之外，延迟起诉也会增加我们的压力。当我们面对经济压力的时候，这就变得更糟糕了，我们没有工作，没有薪水，而照顾我们的人也有请假的顾虑。

当无法恢复日常活动以及无法返回工作的时间越长，我们将会在致残的路上越走越远。当我们的雇主或者保险公司的代表律师质疑我们的伤情时，我们会尽力反复证明我们是残疾的。这样我们就成了一种“学习后天行为”——之前我们也说过了学习后天行为对于身体现状的重要性。

当我们允许律师参与到医疗保险中，我们就失去了对自己生活的控制权。我们的律师，被告律师，听证人员以及法官将会更多的掌控我们的生活。为了所谓的大案件，律师会描述出最糟糕的情况，而我们最终也会相信这种最糟糕的情况会成为现实。我们的律师必须要尽全力去说服听证人员、被告律师以及法官相信这种最糟糕的情况会发生。问题就在于我们也相信了这个说法，从而体验了这些结果。

一旦我们的案件完结了，律师便与我们以及我们的医疗问题没有关系了。他们只能提供法律帮助，而无法提供医疗照顾。无论是在法律或者道德上，在判决或者和解后律师都没有义务继续帮助我们。

选择一个律师跟选择一个好的医疗照顾者一样难。首先，我们需要清楚我们是否需要一名律师。我们也可以运用判断合格医疗照顾者的方法来判断。如果我们已经有了一名曾共事过的律师，我们信赖他，而他也在法律的几个领域都有涉猎，那他就可能是一个合格的候选人。我们可以登录网站 www.lawyers.com 以及 www.findlaw.com，从中可以获得一些指导信息。我们国家以及地方律师协会也会提供中介服务，但是他们所提供的有效信息还是比较有限的。

无论拥有什么样的资源，我们必须缩小资源范围，仅保留 2~3 个律师作为我们初步咨询的对象。在美国从事伤害、伤残或者员工赔偿诉讼的律师，其初步咨询是免费的。我们所会见的律师将会评估案件，而与此同时我们也将评估律师的能力。我们关注的是律师是否擅长我们这类案件，他们是否做过相似案件的代理人以及他们是否可以在整个争端解决程序中均能代表我们。

在聘用律师前我们应该：

• 在互联网上搜索有潜在可能性的律师，确定他们是否有个人主页、博客或者出版的文章，以及他们所关注案件的类型。

• 根据我们的案件类型评估他们的经验（可以通过律师的个人主页获得此类信息）。

• 咨询律师所处理过的相似案件以及其胜诉率。

• 评估该律师是否是一个好的倾听者，他们是否了解我们的案件以及他们针对于该案件是否有实施计划。

• 评定律师对于我们医疗保障的观点以及对于我们的去向的观点（继续留在医院 / 家里还是回到工作中）。

• 试图想象如果跟该律师共事会怎样。

• 试图辨别我们是否可以信任该律师。

• 找到推荐人，并与其沟通。

• 查阅该律师的财务安排，包括潜在的成本如获取医疗记录，聘请法庭速记员或者医疗专家的费用。

知道谁是老板

罗伯特·奥尔巴克是一名国际著名的从事劳工赔偿的律师，他的讲述如下：

在我们与代表律师共事的时候，我们所需要记住的最重要的事是我们是律师的老板。同一时间内，我们的律师可能手中有众多案件，因而我们很难要求律师全身心地投入，但是我们仍是整个案件的主导者。一个好的律师将以其专业判断能力以及经验为我们提供建议并帮助我们，但是其也将听从我们的要求，回答我们的问题，在恰当的时间回应我们的要求。

我们经常会发现好像在争论案件的某一项时，我们失去了对于案件的掌控能力。我们并不熟悉案件所涉及的语言和法规，我们经常被要求做一些我们不明白的事。经历了伤害案件后，我们对未来总是有一种焦虑、身体不适甚至害怕的感觉。我们很可能离开了原有的工作，离开了熟悉的人群，也感觉到了经济压力。这种情况下，我们很容易就听从律师、理赔人员或者医师，依照他们的吩咐做事。

但是失去诉讼过程中的控制权对于我们来说是十分危险的，科学家认为当我们在同一时间处理很多事时，我们的大脑会将所有经历都联系在一起。就好比我们会将一首歌或者一幅画跟其他的记忆联系在一起，我们总是会将同一时间的不同经历联系在一起。当经历不断重复的时候（包括当我们反复地思考某些事情时，脑海中就会不断重复），我们脑海中对于这些事物之间的联系就变得自主化了。

这就是我们如何从习惯（包括思维习惯）中获得学习。

当媒体中不断地报道我们的消息，我们是如何成为受害者的，面对更大的利益我们是多么的无助，回归到之前生活的希望是多么渺茫，我们只有通过获得赔偿才可以让一切变得更好时，我们所面临的问题是严峻的。这些不准确且消极的消息将影响我们的心情，使我们变得愤怒、焦虑、孤立、痛苦、缺乏目的性，最重要的是失去了整个事件的掌控权。而当我们感觉到了其中一种情绪时，其他的负面情绪也会随之而来。这就是我们如何以及为何会认为自己是残疾的。

有些人认为是伤害让我们变得残疾，而这个理论仅适用于一小部分极其严重的案例。我所受到的伤害是客观存在的。致残只是其中一种可能性，并不是唯一的可能性，鉴于自己所受的伤害我们会开始思索自我。大多数情况下是我们允许其他人主导我们的思维，让我们认为伤害很严重。我们知道很多人都可以克服身体上的疾患（如战事中受伤的军人和中风患者），继续追求快乐以及有意义的人生。

律师总会告诉我们残疾的相关信息或者创造一些场景，使我们习惯性地认为我们残疾了。他们可能是无意而为之，他们可能并没有认识到其行为将给我们以后的生活带来多大的负面影响。

律师总使我们误以为得到更多的赔偿金会使生活变得更好，而这种想法事实上会在无意中伤害到我们。当胜诉的代价是失去今后的生活能力、失去朋友、失去自尊或者失去亲人和朋友的尊重时，无论我们得到多少赔偿金额都是不够的（尤其是通过有限的法定程序，如劳工赔偿获得的赔偿）。

律师仅仅关注判决或和解。他们总是认为最重要的事情就是将案件的赔偿或者和解金额最大化。而医学发现我们离开工作的时间越久，我们回去工作的机会越小。而所有的劳工赔偿系统的赔偿金额都低于我们工作所得。

因而我们的判决或者和解金额多少都无法让我们变得完整，只有回归到工作中才会让我们变得完整。劳工赔偿金只是保障了我们有足够的钱去康复，从而尽快地回归到正常的工作生活中。

有时候律师也会无意间让顾客变得无助，从而导致了一些不好的结局。诉讼的过程是漫长的，很多时候我们都没机会上庭说出我们的经历，从而也就感觉不到所谓的正义。诉讼是昂贵的且耗时巨大的，很多案件在审讯或者判决前就被和解了。

在判决前，由于制度的问题，可能在同一时间都有很多案件，而我们也被折磨着，甚至投入数月或数年的经历、情感以及生活。

在延期的过程中，我们可能会感到焦虑、失望以及经济压力。大部分时间里，我们慢慢适应了别人告诉我们该做什么，也慢慢适应了向别人讲述自己是残疾的，而我们日后很难克服这些恶习。

当我们曾经因为生病、解雇、怀孕或者度假而长时间请假时，我们也会发现假期结束后继续工作会不适应。但是通过对比，曾经经历过的这些问题在不适程度上远不及伤残或诉讼等问题。

在漫长的诉讼过程中我们会从媒体和其他人方面接到数不清且不断重复的负面消息。我们不得不长时间地扮演受害人的角色，焦虑以及恐惧不断地重复着。在这段时间里，不同的消极经历都变得寻常。

有时候我们深受律师（或者理赔员、辩护律师）言行的影响。“我们很难重新回去工作”这种思想深深地影响着我们，因为它涉及究竟是否有损伤，以及损伤是否如我们所说的那样严重。作为索赔人，我们的诚信将受到质疑，我们一次一次的必须自己去证明我们是残疾的，而我们也都听说过熟能生巧。

律师对我们的所作所为未必是有益于我们的。他们可能认为我们是残疾的，无法照顾自己或者难以做出自己的决定。当外人把我们当作小孩子一样看待时，我们会时常有许多幼稚的行为。

律师尽可能地让我们不再恐惧，不去承担自己行为的后果，比如由于酒精作用而导致的一些行为。而经验告诉我们，在这种方式的保护下我们很难康复。

在诉讼的最后阶段我们的律师会和辩方律师达成一个协议，主要是那些有过合作的律师或其希望今后继续合作的律师。于向我们履行说明义务而言，律师更愿意与辩方律师维系一个良好的伙伴关系，因为我们与其的合作机会可能只有一次而已。当双方律师达成了协议，那么律师也就不再代表我们的利益了。

协议达成后，律师便不再指导我们的行为。我们必须依靠自己的能力去争取所需。只有保持着对案件的掌控，我们才可以在律师间协议达成之后依靠自己的能力去收拾残局，并继续生活——这就是为什么说保持掌控是十分重要的。

保持掌控能力是很难的。当我们遇到不懂的问题时，必须不断地询问，从而确保自己清楚明白。知识就是力量。我们内心需铭记我们想要的未来生活——不仅仅是为了这个案件——而是因为在这个经历期间我们的思维习惯将会决定我们的余生。

我们不应害怕浪费时间去做决定。跟我们信赖的人沟通对我们是有帮助的，当然这个人应当是以我们的利益为首且与案件无利害关系的。只要我们可以时刻“脚踏实地“地掌控着案件，当我们的诉讼真正开始的时候，我们肯定会旗开得胜的。

胜诉才是一切么?

David DePaolo 是一名著名的劳工赔偿律师，目前担任劳工赔偿中心的主席，其主要提供劳工赔偿问题的信息。他对于涉及、选择以及管理律师的想法如下:

并不是所有的伤害或者残疾都需要律师的帮助。但是当我们需要和一套复杂且不熟悉的体系打交道时,例如国家劳工赔偿法或者其他专业的赔偿保护法,我们经常会感到困惑或者需要律师的帮助。

最重要的事情是我们的律师只有在伤残判决或者伤残和解后才会收到佣金。因此只有赔偿金激励律师与我们结盟——这样意味着律师客观上会将伤残扩大化从而获得更高的赔偿金额。扩大伤残等级对于律师而言轻而易举,但当我们想回归到工作,找一份新工作或者面临一些后续遗留的伤害时,却会给我们造成阻碍发展的严重后果。

找律师的时机——咨询和代理是有区别的。

咨询的主要目的在于当我们困惑的时候获取信息以及得到值得信赖的答案。我们并不了解法律,我们经常会面临多种选择,因而要想做出最恰当的决定总是需要一些帮助的。

律师将十分乐意向我们提供一个小时左右的免费咨询,但是我们需要记住这并不是一种慷慨或慈善之举,相反这只是律师的一种调查或者营销手段。通过这一个小时,律师将对受理案件后其是否可以获得可观的回报做出判断。

我们拜访了律师之后,即使没有得到满意的答案,我们还是会无意识的把他选为法律代表。正如一句名言“天下没有免费的午餐”。

当我们发现自己无法解决纠纷或者诉讼关系时,我们应当找一名法律代表。一般而言律师常常会扮演法律代表的角色。当我们受到伤害而责任人拒绝承担责任的时候,我们便需要一名律师。当我们在工作时受伤,我们却没有得到及时且恰当的医疗照顾或者赔偿金时,我们也需要一名律师。但是我们需要警惕的是,一旦我们聘请一名律师,其目的总是扩大诉讼案件的赔偿金额。有时赔偿金额最大化和尽快重返工作两者之间是矛盾的,及时地得到医疗治疗才可以尽快康复。

选择一名最佳的律师——并不是所有律师都一样能干!法律可划分为不同专业以及子专业。有时普通人身伤害的律师并不是我们最佳的选择。

当我们在工作时受伤,我们需要确定律师是否熟悉国家的劳工赔偿体系。大多数美国律师协会都有法律专业的认证。劳工赔偿法律是独立的法律专业,因为其与一般民事法律的规定以及程序是不一样的。

找一名合适的律师代理我们的诉讼是很简单的,但是也需要我们做一些工作。律师协会都有网站,上面列出了律师的专业方向。我们可以从这里开始,当然也可以向亲朋好友咨询。

所有的诉讼案件都是不一样的，这也是我们需要面对的难题。有时候我们无法通过其他案件结果来预测我们案件的结局。有时候我们对某个律师处理的某个案件十分满意，但对他处理的其他案件就不太满意了。

我们想找 3~5 个律师，打电话到他们的办公室预约，其实并不是真正的预约。我们只是通过这个电话评判不同律师事务所的反应，从而我们就可以对其律师做一比较。

律师是一项个人服务，因而我们希望律师可以满足我们的需要。总而言之，这也意味着他们需要与我们及时有效地沟通。

我们主要是和律师的员工在交流，因而我们主要通过第一个电话得到对律所的印象。我们的电话是不是被立即接通，还是一直占线。如果我们留言了，多久才会得到回复。如果秘书告诉我们律师没有办法立即回电，他是否找了其他人帮我们解答问题。

我们最终会锁定 2 到 3 个律师，然后我们就要预约咨询了。

我们要注意聆听律师针对案件的最初咨询意见。最初意见被称作控制期望值。

如果律师基于他们的经验建议，我们的案例不值得他们律师参与，即使最后他们被说服代理案件，我们也不愿意继续跟他们合作了。

如果一个律师认为案件的赔偿金额最多是某个数时，他便向我们传达了一个重要的信息——我们不要期待他代理案件后可以获得更高的判决金额或者协议金额。

如果一个律师浏览了案件之后，建议我们的案例不值得律师参与或者判决金会很少时，我们也无需再找其他人了。如果很多律师的观点都相似，那么我们就应当认真地考虑一下我们是否要起诉了。

如果律师所考虑的案件价值听起来是合理的，他所提供的方案也是合理的，那么我们就应当认真考虑让他作为代理律师。

这个阶段是很重要的，如果案件涉及金额十分可观（通常都会是可观的），一旦我们去会见了律师，那就很有可能跟其在当天就签订代理协议。

除非在律师的方面需要紧急处理我们的案件——主要是由于我们拖延执行了一些法律义务——我们一般不愿意立即签署任何协议。

我们更愿意等 1 天以上，再次比较一下不同律师的优缺点，然后再从中选出一个满意的律师。

律师管理——一旦我们跟律师或者律所签订了协议，案件就会被移交给负责的助手，只要负责案件的助手有能力胜任并处理我们的案子，这也是件好事。

如果我们不满意负责案件的助手，我们需要直接跟律师见面并提出我们的担心，直到更换一个我们满意的助手。如果在选择阶段筛查得仔细一些，我们一般不会遇到这种问题。

我们不能把其他有相似伤害经历的人的观点作为自己的观点。关于律师工作方面，不能让其他人的想法凌驾于我们之上。每个案件都是不同的，伤害也都是不一样的，因为个体的差异，即使是在同一系统的相似案例也可能有不同的结局。如果规章或者法律改变了(有可能在诉讼过程中改变了)，也会造成相似案例不同结局的现象，这是发生过的。

我们不能让律师向我们施压。我们要拒绝律师的强行营销战术——必要时可以更换律师。同时，我们必须合理地履行自己的责任。

底线是这是我们的案件且我们最终需要维持和掌控它。受伤期间是很艰难的，诉讼期间也是很艰难的。然而他们两个总是同时存在，因此更加艰难。

当我们面临关键抉择的时候，我们最好花 2~3 天的时间斟酌，同时在下结论前尽量地稳定情绪。

我们该做些什么呢?

有时我们需要律师的帮助，而有时不需要。同理，我们在选择医疗治疗或者药品时也可以用这个办法。在选择代理律师的时候有一些具体的指示。我们要谨慎选择，同时也要衡量利弊。

当我们没有办法提出诉讼时，除了律师别无选择。其他的时候，我们自己也要识别足够的其他信息资源。这些信息资源的提供者可能是州政府、雇主或者是保险公司。针对于劳工损害赔偿的案例，州政府通常会提供一些手册、网站甚至宣传服务。我们可以选择代表自己，即被称作“自我辩护“。当我们选择自己作为代理人时，我们必须遵守律师所遵守的法律条款，因此我们必须熟悉自己国家的法律法规。

当我们跟律师打交道时，就跟和医生打交道一样，我们同样需要把握控制地位。有时律师可能会花费我们大量的时间和空间，但是我们还是要尽力保持医疗处理以及案件处理的简单化。

王思远 译(陈元浩 校、朱绪辉 审)

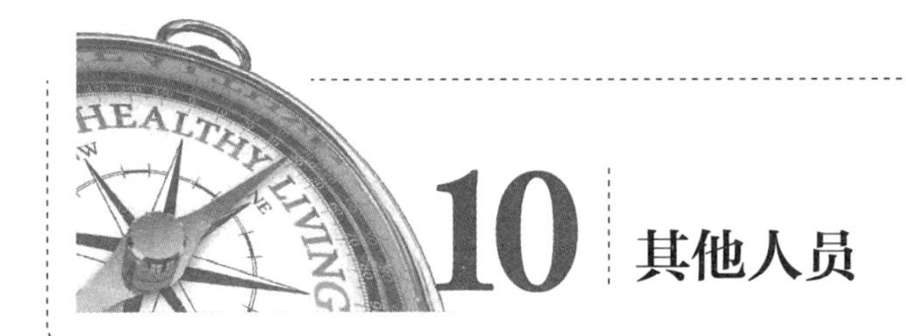

10 其他人员

许多不同的人与我的例子相关以至于我没能弄清楚到底谁在做这件事。通过不断思考和要求解释——知道我理解才可以向下进行——现在我终于理解了每一个人是如何为我工作或者为他人工作。

现在我可以更好地获得准确信息以及理解我无法识别的东西。

我更加明白了我需要什么和谁能帮助我得到我想要的。

现在我做的是我认为正确的事。

索赔专业人员——我们的通往成功决策之路

在我们索赔决策过程中最重要的角色是索赔计划的调解员及代理人。索赔的调解员从始至终是负责审核及调整我们索赔计划的第一线人员及独立个人。索赔调解员的工作就是知晓与我们索赔计划相关的地方法律以及根据管理规定确定索赔的进程。索赔的调解员熟知与索赔相关的索赔进程，并且可以把这项进程解释给我们听，同时还会提供一份“流程图”以便于我们知晓下一步应该怎么做。

我们的索赔调解员们会接待我们以及其他人，调查理赔进程并且会回顾我们的理赔记录。索赔调解员的决定会深刻地影响着我们以及我们索赔处理的方式。

我们必须记住调解员既可以赞同也可以否认现有的医疗方案、伤残补偿以及诉讼。调解员通常为大型自我保险的雇主、保险公司或者代表保险公司或雇主处理索赔的第三方诉讼管理公司工作。在每一例索赔中他们面对着挑战风险并且全程推进和回顾该案例。

当我们对于自己或其他人的赔偿有疑问的时候，索赔调解员可以帮助我们解答——特别是当我们处于害怕、痛苦、迷茫以及沮丧的时候。他们会跟我们的医师以及其他健康保健提供者沟通，得到其认可，让其负担药费以及其他治疗费用。对于索赔调解员而言，最大挑战是与律师协作。

很多保险公司都雇佣拥有四年大学本科经历的人作为索赔调解员，但是索赔调解员的背景还是很多变的。

很多州都需要该州颁发的证书

当索赔调解员是一名具有合作精神、诚实以及恭敬的人，那么对我们而言是最好不过的。我们希望他与我们在同一战线上。然而我们必须谨记索赔调解员是效力于赔偿人那方的。

总是会有不同水平的利益冲突。如果我们缺乏合作精神，自大或者威胁他人，我们也会被其他人的自大或者威胁所影响。

作为专业成员，索赔调解员可能会从友好并具有合作精神转变为匆忙且不友善。日复一日，他们总是接触一些处境困难的消极人群。

当我们的调解员态度积极，我们的处境会好很多，调解员会乐于帮助我们。

Kimberly George 是一名 Sedgwick 诉讼管理服务公司的高级副总裁，高级健康顾问，他向我们提供了如下建议：

我们需要尽可能跟索赔调解员之间建立良好的关系。索赔调解员代表保险公司或者雇主，但是他们也会关注我们的身体状况，希望帮助我们解决切实的问题。有经验的索赔调解员认为他们需要为我们争取到合理的赔偿，从而促进我们的恢复，使我们尽快回归到工作中去。

我们必须认识到与索赔调解员成为伙伴胜过与其成为对手。无论我们之间的关系怎样，只有在我们相互间保持良好的沟通、坦诚以及信任的时候，一切才会进展顺利。相比于苛刻以及粗鲁的态度而言，礼貌而恭敬的态度更容易产生积极的结果。如果请求不明确，我们需要进一步的咨询。如果我们在与索赔调解员的关系中感到不舒服，那么我们需要与其主管沟通，表明我们的担心。

案件经理——为我们保驾护航

我们通常会与案件经理共同工作，在理赔人的请求下，案件经理通常是与保险公司或者雇主签约的。案件经理的目标是与我们合作，评估我们的诉求以及位置，协调我们的关注点，促进指定治疗计划的实施。我们与其共同工作，双方都希望有一个积极的成果。许多案件经理都是有护理、职业康复或者社会工作的经历，而且大部分人都获得了相应的资格认证。

当我们无法弄清楚我们的索赔问题以及当我们的医疗问题都很复杂的时

候，我们可以要求理赔人或者律师与案件经理签约。有效率的案件经理可以跟我们愉快地合作，鼓励我们主动参与其中。我们不想也不应当让案件经理去承担对我们医疗照顾的主要责任，我们仍需要保持个人掌控权。

案件经理需要有着高超的聆听技巧。他是我们的拥护者，促进医疗保健交流，辨认不同的资源，并促进我们医疗照顾的发展。优秀的案件经理人可以跟我们共同工作，帮助我们去判定什么是重要的，以最有效的方法达到目标。在这种关系下，相互信任是取得成功所必需的。案件经理人在推动雇主、医疗保健提供者以及我们之间的直接交流中起到非常重要的作用。

Kimberly George 认为：

在我们取得积极结果的过程中，案件经理人扮演了重要的角色。对于我们来说，伤残通常是一个巨大的挑战。在这期间我们需要面临好多“体制”问题，而这些问题都是巨大的。

案件经理可以帮助我们协调医疗保障，帮我们联系需要的资源。他们是我们的支持者，可根据我们的需要帮助我们根据索赔、医疗治疗或者伤残情况定义期望值。当我们跟案件经理见面的时候，我们应当向其坦诚我们所关心的问题以及目标。他们将和我们共同工作促进案件的发展，但是这个过程中我们仍需保持积极主动。

职业康复顾问

尽管在各种调节适应之后，我们可能还是由于各种限制而无法回到先前的工作。我们需要根据现有的能力再找一份工作。

职业康复顾问指定和实施复职计划。专业的职业康复顾问将评估我们的能力、兴趣、技能，同时建议我们制定发展个人能力和技能的计划。复职包括学习新技能或者贸易。顾问将协助我们找工作，指导投简历以及面试。

当就业形势紧张，可选择的工作较少，复职的成功率就低了，雇主以及保险工作也就不太支持复职行动了。

在工作中如果受伤或者生病，无法像以前一样从事原有的工作，我们向雇主提出的第一个问题便是“现在你如何帮助我复职”。如果老板无法或者不愿帮助我们复职，那我们的下一个问题便是“新工作是什么，新工作需要学习什么”。如果老板有足够多的工作选项，我们可能会获得一个专业性不太强的工作。

我们总需要一个归宿，要么回到原有的工作中，要么找一个新工作，但可能老板无法或不愿给我们这样的归宿。如果我们的复职是正当的，我们需要与调解员或者律师商讨一下。如果有可能的话复职顾问将帮助我们重返工作，若是无法回到原有的工作，他们将指导我们换一份新工作或者重新培训。

独立医疗评估员

医疗评估员主要负责人身伤害、员工赔偿或者残疾诉讼。独立的医疗评估是由医生评估损伤程度。

医生的评估需要经过美国残疾鉴定学术委员会或者美国独立医疗检查者委员会的鉴定。

独立医疗评价员也可能是从高技能且完全独立的到技能有限且有预定议程的。

通常雇主或者保险公司会提出独立医疗评估的要求并支付费用。我们的代理律师也可以提出独立医疗评估的要求。我们与独立医疗评估员的关系跟我们与主治医师的关系是不同的。我们与独立医疗评估之间，不存在医生/患者或者治疗师/患者的关系。我们不能期待独立医 疗评估员保守秘密，他们对我们不负有职业义务，他们只对雇主负有职业义务。在陈述个人观点时，评估员只以事实以及现有的医学发展情况为基础，而不能基于他们的雇佣者。

独立医疗评估员需要说明或者验证医疗问题的原因——即我们的医疗问题是否由具体的伤害引起？——或者对于我们的健康状况做出评估。评估员需要评估我们的剩余价值。评估包括重返工作的能力——即我们的伤残等级。他们还需要评估过去以及现在的医疗情况，同时提出未来的医疗建议。

有时候，独立医疗评估员的观点与主治医师的观点不同。理智的医生可能并不同意评估员的观点。判断谁的观点更正确通常包括评估数据的准确性和完整性以及数据解释的准确性。

当被要求进行医疗评估时，我们应当提前被告知，安排好见面的时间以及评估员是谁。在评估之前，评估员可获得并浏览诊疗记录，从而更全面地了解案件。在评估过程中，评估员应当获得完整的病历，进行体格检查，同时充分地告知患者需要进行的测试和/或评估内容。

在完成评估后，评估员会准备一份报告给他们的客户。由于不存在医师/患者或者治疗师/患者的关系，我们可能不会直接从评估员手中得到报告。当然我们的律师有权提出请求浏览这份报告。理赔人或者辩护律师可以选择提供给我们一份评估的复印件，但是他们并没有这样做的义务。

对于独立医疗评估员：

• 在接受评估之前，我们应仔细查阅评估员的证书，确保其评估行为恰当专业。

• 尽管评估员可能已经浏览过相关医疗记录或者 X 射线片子，但我们最好提前准备好这些文件，这有利于整个评估过程。

• 准时出现在评估见面中，至少预留 1 个小时，如果情况复杂或者需要体格检查应适当延长预留时间。

• 我们应记录评估过程的所有时间点，达到时间，评估开始以及结束的时间，体格检查开始以及结束的时间以及所有可能的耽搁。

• 我们可以邀请信赖人同行，通常是律师或者代理人，从而获得精神上的支持以及不同的视角。在很多司法辖区，我们有权要求他人陪同。在个别司法辖区，独立医疗评估员禁止他人出现在评估过程中。如果我们有律师通常是他或他们陪伴我们。

• 评估过程中，我们要注意礼节，如果我们发火或者行为不当，只会让评估员有负面的反应。

• 我们可以自由地向评估员提问，让其解释所有的检验或者评估行为。

• 我们必须诚实地说出症状，切忌夸大。如过我们省略相关病史或者夸大症状，那么将影响我们的信用度。

• 尽量地配合检查，详细说明我们的能力。独立医疗评估员经过专门训练，可以察觉到主诉与表现的不符。

• 评估完成后，我们应当记录所有发生过程。

• 如果我们拿到了评估复印件，我们可以将其交给我们的主治医生，请他们浏览记录。我们需要核对报告是否准确，查证主治医师与评估员之间的观点是否有出入。有时评估员对于我们的身体情况有独特的看法。

• 当我们对评估的可信度存在质疑的时候，我们可以请求主治医师重复相似的体格检查。如果我们有法律代表，我们可以要求律师确保他们的评估过程。

• 我们必须认识到独立医疗评估员是诉讼、保险以及伤残流程中必不可少的一部分。

雇主——我们的工作

雇主是工作的提供者。因而在评估我们工作能力时，雇主对于我们是否

“伤残”的意见是十分重要的。

我们希望在一个健康的环境中工作，工作本身不必有太多的风险，近期工作任务有一定的掌控，有来自同事以及领导支持。

有时候这些希望可以成真，有时候无法成真。

聪明的老板会重视并照顾好员工。聪明的老板会为自己的员工提供优质的医疗保障。当发生伤害或者疾病时，聪明的老板总是积极地安排我们的休息以及重返工作的时间。不幸的是，并不是所有老板都是聪明的。

面对伤害或者疾病时，我们总是期望雇主从医生那里搜集关于我们工作能力范围的信息。如果有医疗限制，比如我们面临医疗限制（我们无法完成）或限制条件（由于对我们或者其他人造成了风险而导致确实无法完成），雇主必须确保了解这些信息。聪明的雇主通常会评估员工的能力，从而为其提供合理的工作调整。这些调整包括工作范围、工作重心以及工作时长。

在法律以及道德上，雇主均有责任确保一个安全的工作环境，公平地对待所有员工。当员工出现医疗问题时，雇主有责任向医生提供相关的工作信息——包括工作内容、化学试剂或者工作中所涉及的机器。

雇主需要支付工伤保险或者自我保险。所有的聪明雇主都会必须遵循法律规定包括当员工受伤或者生病时，12 周以内均不可以解除劳动合同。

在美国，雇主需要对美国残疾法案中所提及的伤残员工做出相应的工作内容的调整。如果员工认为有必要提出伤害或者疾病医疗诉讼，雇主需要配合诉讼，并与包括索赔调解员，医疗保健提供者以及法律代理人进行合作。

只有经历灾难性问题（比如大面积瘫痪）或者我们威胁到他人（比如我们会传染给他人或者我们的伤残威胁到了他人），又或者威胁到自己（比如要求我们去做超过我们现有能力的事情），没有工作能力的结论才是合理的，因此很少有医生会认为我们没有能力工作。

大多数情况下，我们都是希望医生告诉我们，我们可以做什么工作以及无法做什么。我们需要将其告诉雇主，同时要求他们对我们的工作范围做出调整，以便我们可以继续曾经的工作或者换一个其他的工作。

当雇主无法为我们提供合适的工作时，我们需要知道其中的原因，而后为我们的下一步做打算。

Bob Steggert 是美国国家科学院社会保险工人赔偿指导委员会前副主席，万豪国际意外事故诉讼副主席，他对员工面临潜在伤残以及疾病时提出以下建议：

雇主 - 雇员的关系，也就是传统的老板 - 员工关系对于现代公司的成功是十分重要的。现在我们更愿意将其称作“合伙人”“同事”“团队成员”或者其他代名词，从而可以体现我们在整个关系中的作用。

众所周知雇员是雇主成功的关键“财产”。见多识广的雇主通常主动地提出雇员可能会面对的伤残以及疾病，帮助雇员，并为雇员提供最佳的医疗保健，从而使雇员尽快地回归工作。

当员工发生伤害或者疾病时，需要雇主全身心地投入(这与简单地遵循规章管理报告是相反的)。这种投入需要全公司领导者自上而下地参与其中，从大多数高级管理人以及企业的所有者开始。过程中需要有效以及及时地交流，所有利害关系者之间的良好协调，特别是我们员工自己。

紧急处理预案，及时医疗救助以及赔偿，理想的复职协调都是必须的。

因特网——复杂的网络

当今社会，在解决医疗保健问题中，互联网是一个十分重要的资源。在电子化的社会中，当我们(尤其是年轻人)遇到问题或者需要寻找信息时，我们总是会选择上网搜索答案。

当我们搜索医疗或者伤残问题时，互联网通常会给我们提供海量的信息，而这些信息中也不乏错误信息。互联网上的很多信息都是基于商业利益的，或者是一些个体或组织的武断的、未经证实的看法。

由于很多网站都是由大公司打造的，因而搜索结果中的前几位都是商业化的网站。与此同时那些可靠的、循证证据支持的网站以及信息就淹没在搜索结果中了。

我们在搜索“循证证据支持”信息时要十分仔细，尽管如此，我们所能找到的很多循证信息都是由医疗专家所写的，而其也是为医疗同道所写的，因而我们可能很难读懂它的含义。

我们所搜索网站是以“.gov”结尾时，我们可以保存这类信息，因为 .gov 代表其运行者是美国或者其他政府组织(如澳大利亚网站：http://www.health.gov.au/)。尽管我们跟美国或者其他政府之间有一些政治问题，但是这些政府所组建的医疗信息网站的具体信息都是由医学教授所写的，因而其都是科学可靠的循证医学信息。

知名的医学院校(通常以“.edu”结尾)的网站中有较多的医学相关信息。知名医院网站中也会上传实用的医疗信息。如前所述，科克伦协作网是一个知名的循证医学网站。

在这本书的后页中为我们列出了许多循证医学的网站，并且能在以下网站中获得(www.livingabled.com)。

当我们上网搜寻健康、医疗或者伤残问题时，我们还要注意如下问题：

• 谁为这个网站提供了资金支持？仔细阅读一下“关于我们”中的信息，从而了解谁控制上传信息内容。即使如此，很多商业网站总是用一些模糊、隐蔽的商业身份。

• 为什么会有这个网站，网站的目的是什么？如果网站建立的主要目的是提供信息，那么其信息也有可能是准确或者错误。如果网站主要是销售产品或者集资的，我们就要仔细琢磨一下其提供的信息了。

• 信息的原始出处在哪里？这些信息来自于哪里？它是可靠的，无偏倚且有证据支持的资源吗？

• 这些信息是怎样记录的？是否有同行自查，经过循证科学的验证，医疗调查的参考文献是否可获得？

• 信息刊登前经过怎样的评估以及修改？网站是否提供了个人评估以及修改的信息以及作者医疗或者科学证书。

• 最新的理论是怎样的？网站的最后更新时间？

• 网站的链接有哪些，链接网站是否是公正且具有良好信誉的或者链接网站是商业性的和 / 或是武断的网站。

• 访问者对于网站的评价以及原因。

• 网站中访问者交流互动平台做得如何。

• 经邮件接收的信息的准确性是否得到认证。

• 在网站聊天室中的信息是否准确。

• 如果我们在互联网上所找到的信息是准确且经循证支持的，那么其对于我们的决策是十分重要的。而如果信息是错误的或者是偏颇的，那么我们据此所做出的决定将会影响到我们。因而不要轻信网络中所刊登的信息。

宣传团队——我们尽到最大的努力了么？

宣传团队越来越关注我们的健康医疗问题，这使我们受益颇多。宣传团队为我们搭建了一个平台，使困境类似的人们可以相互联系。许多宣传团队旨在建立相关的基金，从而促进循证研究，解答影响到我们以及我们所关心的问题。这样的团队可能会应用互联网和其他媒体或直接与群众交流来提升宣传团队的社会地位和社会关注度。

然而，即使是最好的宣传团队也会对我们的健康造成不良影响，有时这种损害是非常严重的。

这种损害取决于宣传团队的组建者，宣传团队的潜在目的，宣传群体成员掌握知识的水平及准确度。

宣传团队的组建基础往往是基于一个众所周知的具体的健康状况、疾病或某种损害。我们也经常在商业、道德、政治以及宗教信仰等方面与我们的宣传团队产生共鸣。宣传团队的领导只注重商业利益，因而我们无法让其成员成为上述问题的狂热信徒。

接触这类潜在的宣传团体的成员，我们需要小心一点。我们应一如既往地首先关注这些宣传团队所持观点以及采取措施是否从循证研究出发。

有这样一些宣传组织，我们与他们在某一观点上达成一致，但该观点这并不被现有循证研究所支持。

我们在这些宣传组织中所拥护的观点及解决方案也许就是不确切的/不健康的或是负面的，我们可能共同做着一件只能给彼此互添烦恼的事。

在选择宣传团队的时候，一个拥有公众认可的、财力雄厚并富有魅力的领导者的团队是最好的选择。当现有最佳的循证基础研究都无法鉴定及识别我们所遇问题的解决方案时，此时我们便可能与其他宣传组织在这一问题上持有一致的观点。这样即使缺乏循证基础研究来支持这些宣传组织（以及支持这些组织的人）的观点，他们也可以在没有科学争议的前提下强有力地左右社会的关注度以及改变政府的决策和财政政策。

宣传团队可以组织或协调一些团体来支持我们所面临的共同问题——并且支持那些与我们面临同样问题的人。

许多宣传组织都有着高尚的目标，这些目标都是支持呼声渐高的循证基础研究以及那些众所周知问题的反响。而有一些宣传团队在循证医学方面的态度并不明确，在最坏的情况下，其危害大于益处。

媒体——可靠么？

当今的媒体形式繁多，如博客、书籍、互联网、杂志、电影、报纸、广播、社会媒体以及电视。媒体向我们传递海量的信息早已超过我们的负荷。以互联网为例（正如之前所探讨的），其向我们提供了全方位的信息，但是其中很多信息未必是准确的。

媒体总是追求更多的关注度，我们也正需要警惕这一点。与其他的“生命体”相似，媒体也是为存活而奋斗的，这就意味着它需要外界的关注度或者说是一种支持。

如果我们没有选择主流媒体而是选择了非主流媒体，那么我们更应该注意其可能被隐藏的各种形式的偏见。

常见的偏见有广告，赞助商，政治或宗教的偏见。

追求轰动效应——经常没有考虑到特别的偏见——仍是健康医疗报告中的大问题。如果健康医疗问题被炒作得与死亡相关或者是在一个挽救生命的期间，那么其被媒体的关注程度就越大。

最新的科学发现总是被大众媒体炒作，并大多扣上了威胁生命的帽子，即使其发现者和真正的科学性刊物用一种保守和克制的方式进行表述。正如一句广为流行的名言所说，对于即将发生的灾难或者是挽救生命的奇迹，诸如此类的新闻，我们大可不必相信。

王思远 译（陈元浩 校、朱绪辉 审）

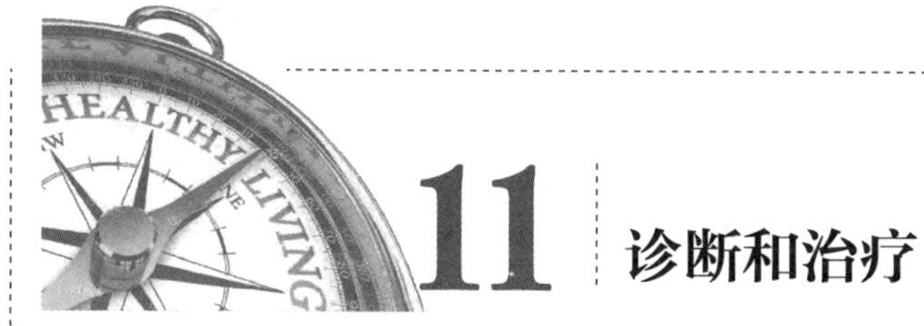

11 诊断和治疗

我过去只是信任医生所告诉我的一切。现在我要求更详细地了解医生所推荐的任何检查和治疗。我现在服用更少的药物却感觉更好、更强壮了,而且可喜的是我的生活变得简单了许多。

我们应该期待我们的医务工作者能准确地诊断我们的疾病,然后确定适当的治疗。我们必须积极参与所有关于我们治疗的决定。我们的医务工作者给我们推荐的治疗计划应确定预期的好处、达到预期治疗效果的大致时间以及可能会出现的一些问题。

SPICE——“香料”方案

艾伦·科莱奇博士设想用“香料”的方案来解决我们的医疗问题。“SPICE”——“香料”是由以下几个单词首字母的缩写组成,即“Simplicity——简单化,Proximity——就近化,Immediacy——即时化,Centrality——中心化和 Expectancy——期待化”。科莱奇的这个方案是基于照顾受伤的军事人员的经验而来。它已经被应用到对工伤的管理。可能应用这个系统的远不止这两种情况。

“简单化”原则折射出如下的信念:使用简单的方式处理简单的问题能使问题简单化,而使用复杂的方式处理简单的问题却使问题复杂化。军事医学人员发现:过重的诊断,复杂的测试和过度的治疗能使轻微伤情变得严重或被强化认为处于严重战伤或疾病状态。我们的信念往往导致慢性症状和伤残。当我们有一个常见的问题,如背部疼痛,我们需要意识到疼痛作为“危险信号”表明我们可能会面临一些严重的疾病诸如癌症等。我们也要认识到在绝大多数时候背部疼痛只是普通和常见的,我们最好还是把问题尽可能地简单化处理。尽管我们中的许多人可能认为疼痛是由严重的疾病引起的,但事实上很少有人会患有严重的潜在疾病或从大量的治疗或手术中获得益处。通常情况下,我们得到了过度的检查和治疗。

“简单化”原则也适用于诊断方面。我们希望诊断尽可能地简单直白。即使没有潜在的原因,错误或复杂的诊断也可能是毁灭性的。当医生为我们提供准确和简单的诊断时,我们将更加健康。“简单化”原则同样适用于检查。尽管绝大多数的诊断是来自于我们的病史,有时我们也需要诊断性检查。但是只有检查结果影响我们的治疗时,进行检查才是有价值的。

詹姆斯·安德鲁斯是美国佛罗里达州 Gulf Breeze 中的一名运动医学整形外科医师,他想验证他的猜测,来自昂贵的磁共振扫描的结果可能会误导人。他对三十一例完全健康的职业棒球投掷手的肩膀进行核磁扫描,这些投掷手没有外伤史,也没有疼痛的主诉。但安德鲁斯的 MRI 扫描发现有 90% 的投手肩软骨扫描显示异常和 87% 的人肩袖肌腱显示异常。他总结道:“如果你想要一个借口给投掷手投掷的肩膀做手术,有磁共振结果即可。”“简单化”原则适用于治疗。治疗必须建立在有科学证据支持的决策基础上。这适用于所有的治疗,包括注射、药物、手术和其他的治疗。

“就近化”原则指允许和鼓励我们继续进行正常的日常活动。当我们被允许和鼓励继续日常活动时,我们会愈合得更快,“中心化”原则是指参与我们治疗的每个人包括我们自己需要拥有一个共同的目标。在参与我们治疗的参与者中对伤病可能会产生不同甚至矛盾的目标。医疗工作者们通常会和我们的目标一致,即尽可能简单而且迅速地恢复健康。然而,在现实中受金钱刺激的一些医疗参与者提供的治疗,无论需要与否,可能产生相互矛盾的目标。雇主也有可能不会让我们回到工作岗位。所雇的律师也可能是和我们矛盾的。

“期待化”原则反映了这一理念,即我们会满足我们和其他人所产生的预期。信念足以强大到几乎超出了我们的想象。当医疗工作者是积极乐观并且期待我们恢复时,我们将倾向于受他们的期望和态度的影响,从而更快地恢复。

药物

当我们因为医疗问题去看医生时,很多人期待此访将得到一个药物处方。我们追求从拜访的医生那里得到一些实实在在的东西。在美国,我们已经习惯药物能够包治百病,这种心态已被密集的药品广告不断地强化。所谓的“发达”国家已经解决了这个问题,只有美国和新西兰允许制药公司直接向消费者即我们大众进行广告宣传。在美国我们已经陷入药品广告的“围攻”,这些药物广告激励我们去认同那些已经受益于这些药物的患者。广告的行动呼吁“请咨询你的医生某品牌的药物是否适合你？”医生们通常面对繁忙的，时间安排的满满的且时间有限的病人诉求。他们很容易发现给我们开张处方比花时间来教育我们更有效率。我们无论什么时候都要充分了解我们的药物和非药物治疗方案。如果真正需要用药的话，我们需要辨别什么药物适合我们。处方药只有对于正确的病人在正确的条件和时间下使用才是有益的。但是我们不需要那么多的处方药和这些药品所带来的一些风险。

“大型制药公司”——“大”得难以想象。在全球范围合法的药品生产企业每年产生超过 9500 亿美元的收入，而美国就贡献了几乎三分之一，即 3000 亿美元的年收入。对于每一个医疗主诉，我们和我们的医生决定服用特定药物的好处是否能超过使用这种药的成本和风险？我们希望治疗有着合理的科学依据和相信我们的医生充分了解任何他们可能开出的药物，但这并不总是真的。药物几乎都是由同一生产和销售的公司进行测试。药物常常接受质量差的临床试验测试。英国医生 Ben Goldacre 在他的《糟糕的制药公司》一书中总结道：“整个医学大厦都被破坏了”，因为药物的治疗依据已经被医药行业给扭曲了。在这方面 Goldacre 并不孤独。Marcia Angell 博士是《新英格兰医学》杂志的著名主编，这使她能够深入了解医药行业。她在《药品公司的真相》一书中揭示药品公司的焦点已从发现和制造有用的药物转变为巨大的营销机器。她证实制药公司通常依赖公共资金资助的机构进行基础研究，刻意设计的临床试验让他们的产品显得更有效，有意延长独家市场营销权，成本远远高于老药的仿制药在市场上泛滥，专利期已过的仿制药没有更好的治疗效果。

Ray Strand，一个家庭医生，在《死于处方》一书中指出：大多数美国医生在药理学方面训练严重不足并且没有意识到新的药物和药物之间相互作用的问题。他认为当我们有更好的方法处理我们的健康问题时，我们却选择使用过多的药物治疗。约翰·艾布拉姆森博士在《过量使用药物的美国：被破坏的美国医学诺言》一书中透露，制药公司的方式损害我们的健康、误导医生和歪曲统计证据。他相信：科学证据表明我们对自己的健康负责比我们服用最新药物更有效。制药业显著影响医疗问题的解决、宣传和研究。大型制药公司影响药物实验，这个行业非常致力于营销。如果我们想保持健康，每次当我们开药时需要时刻保持怀疑的态度。

“大型制药公司”——巨大的医疗市场。制药公司对医生和公众做广告是富有经验的。促销工作包括：操纵公共媒体宣传某些疾病需要药物治疗，在专业会议为医生付费来支持特定的药物，公关特定消费者宣传团队。由游说团体和政治团体不断强化这些努力以增强对政府监管机构的影响力。当代医学文章现在经常由非医学博士的“枪手”完成，不需要原作者审核，这些“枪手”受雇于设备制造商和制药公司，然后征求医生同意后代为作者签名。2009年《纽约时报》的一篇文章称《新英格兰医学杂志》中估计有11%的文章都由“枪手”完成。制药公司证明，直接针对消费者进行广告是极其有效的。药品广告首先引领我们相信这些广告的药品是我们最佳的解决方案。直销广告是有倾向性的，促使我们直接从医生那里要求开广告上的药物。

医生的知识背景——临床药理学是研究药物的吸收和代谢，它们是如何工作的以及产生哪些副作用。大多数美国医学院不要求正规的临床药理学课程。医生可能会为某些特定疾病开某些药物，但他们通常没有被训练知道这些药物是如何在我们身体内吸收和代谢的；一种药物是如何与其他药物甚至与我们常见的食物进行相互作用或者我们基因学上的差异是如何改变我们的药物反应。药剂师在药理学方面比大多数医生接受过更多的培训。然而我们很少请教药剂师，同时继续依赖医生对药物信息的理解。

适应证外的使用——美国食品和药物管理局（FDA）在某种程度上控制每个药物制造商的要求。要求制造商列出他们的药物测试和批准的所有疾病。但是医生合法处方的药物并不仅仅局限于那些测试和批准的疾病。医生为治疗其他疾病可能合法开出的药会超出制造商和食品药品监督管理局批准的清单，这就是“适应证外”使用。制药公司会奖励医生以促进“适应证外”使用药物。一个公司赞助五千名医生飞往加勒比海度假村开会，在他们进行高尔夫球游戏和按摩之间安排了一场关于药物伐地考昔（Bextra®）的讲座，为此公司支付了医生两千美元作为“酬金”。伐地考昔®的制造商辉瑞公司因涉及“适应证外”非法营销伐地考昔®——这种现在已经退市的止痛药，被美国政府处罚了13亿美元的刑事罚款。当医生建议我们“适应证外”使用药物时，我们应该咨询医生和药剂师使用这个处方是否合适和可能会出现的问题。

药物副作用和风险——记者Melody Petersen在《在我们日常药物中：制药公司是如何把自己变成老练的营销机器和使国民沉溺于处方药》一书中估计：美国人每年死于处方药人数是死于车祸人数的三倍，每年大约十万美国人即每天高达270人死于此。从1999年到2010年，死于处方药过量的人数翻了四倍。在美国所报道的药物过量死亡中，因处方药死亡的现在已经超过半数，在2010年报道的38 329例中有22 134例因处方药过量死亡。与从非法实验室和非法药物国际走私渠道相比，现在从我们国家正规药店来源的药物杀死的人更多。大多数的处方药物过量使用涉及羟考酮、吗啡等阿片类镇痛药物。所有药物都有相关副作用和风险，一些是罕见的、温和的，一些更为常见，可能是致命的。副作用是我们服用药物后可能面临的意想不到的后果。我们知道某些类型的过敏药物（抗组胺药）会让我们昏昏欲睡，这就是一种副作用。其他常见药物的副作用包括过敏反应、胃肠问题、心悸、失眠、肌肉疼痛、恶心和呕吐。副作用也可能产生更严重的问题，包括谵妄、幻觉、肾脏损害、肝损伤、记忆丧失、自杀意念以及其他。有时，医生可能需要数年时间大规模地使用处方来确定药物所有显著的副作用。药物越多，我们就越有可能遭受药物之间的相互作用。不管起初出于什么原因服用，一些相互作用使药物的治疗效果有所增减，同时可能增加副作用的可能性和严重性。

内带的药品说明书——处方（或非处方）的药物总是有提供药物治疗信息的说明书。必须承认我们大多数人只是看看包装而已，却忽略了里面的说明书。我们应该做得更好。说明书里面的信息可能对我们而言非常关键。通常这些信息是用复杂的语言描述的，我们不能完全理解这一切。但是我们应该努力阅读它，寻找描述我们问题的关键字。当看到对我们很重要的关键词时，如果我们不了解是什么意思的话，我们应该在同意服用这些药物之前要求我们的医生或药剂师解释清楚。所有的文档都很重要，我们真的应该浏览一下，寻找关键词和一些最重要的文字：

- 重点——最重要的是药物可获得收益和风险；
- 初始产品批准日期。批准的日期越长，我们关于这种药物的经验积累就越多；
- 适应证和用法。如果我们使用该药物的原因没有列在药品说明书上，即我们被“适应证外”使用该药物，我们应该有理由知道使用该药的原因；
- 禁忌证。即我们不应该使用这个药物的原因，这是我们想读的部分。怀孕或其他疾病是常见的禁忌证；
- 警示。我们应该审视可能出现的严重副作用和权衡这些对我们潜在的好处；
- 预防措施。我们安全进行药物治疗需要遵循的步骤；
- 过量服用。如果我们过量服用该药会出现什么情况，以及如何处理？仅凭这一信息就足以让我们保存说明书，直到使用该药结束，以防万一；
- 用量和实施过程。我们应该核对处方剂量和说明书推荐的有何不同，在购买处方的过程中，药品数目和剂量大小常常容易发生错误；

• 供应商如何。关于药物供应商的描述能够提醒我们拿到的药品是否就是原来医生处方给我们的药，这是在购买处方的过程中常易发生的错误；

药物风险与获益——我们应该保持怀疑态度接触所有的药物，包括处方药和非处方药。我们需要完全了解，药物可以帮助我们恢复健康，也可以伤害我们，有时或许两者皆有。我们需要判断对我们是获益还是风险。正如在生活中其他方面我们一直做的风险或效益判断一样，我们需要这样处理我们的药物。我们应该：

• 对我们所需要的处方和非处方药物列个清单，并能够与我们的医生和药剂师分享这个清单。

• 避免要求从我们医生那里得到特定药物。

• 当我们的医生给开了一个陌生的药物时，请询问：

• 我的替代选择是什么？

• 该药物的共同使用经验是什么？

• 该药物会与我其他药物相互作用吗？

• 该药的副作用和风险是什么？

• FDA 批准该药物用于此用途吗？

• 尽量避免使用新药，除非我们患有严重的或罕见的疾病，并且该药物有科学证明可能是医学上的“突破”。

• 尽量避免接受从我们医生办公室分发的药品。如果我们发现药物是从医生的办公室分发提供的，我们有权询问价格并且与正规药店，特别是那些“大的药店”零售商（通常是提供最低的价格）进行价格的比较。

• 检查药物说明书等文档，询问我们的医生或药剂师任何我们可能的疑问。

• 尝试从政府、大的医学院或受人尊敬的研究型医院的网站上学习更多关于药物的知识，避免依赖有商业偏见的网站。在《活得健全和健康》这本书的后面列着有循证医学证据的相关医疗网站清单，从网站 www.livingabled.com 也可以获得。

如果我们被邀请参加药物临床试验，我们应该要求出示该药物试验已经公开注册的书面证明。对于所接受的治疗，我们应该尽可能的知晓所面临的潜在获益或者风险，然后在此基础上再做出我们的决定。

阿片类药物——目前许多西方国家正在经历阿片类药物大流行。阿片类药物过度使用会致死。在可能接触到阿片类药物和其他麻醉品处方时，我们要花更多时间和精力去特别注意。阿片类药物是世界上已知最古老的药物。它是一种将我们的神经系统与阿片受体相结合的化学物质。最初使用阿片类药物会减少我们对痛苦的感受和提供一种快感（强烈的幸福和自信感）。人体本身就能产生一种阿片肽（被称为内啡肽）。当我们吃辛辣的食物、忍受疼痛、运动、进行性活动和达到性高潮时，大脑下丘脑的垂体会分泌产生这些化学物质。在长期进行中度或高强度训练时，尤其是剧烈运动时能释放内啡肽。通常被描述为“奔跑的愉悦”的内啡肽也可由其他形式的运动释放。最早的罂粟种植起源于公元前 3400 年。苏美尔人叫罂粟为“hul gil”和“快乐的植物”。公元前九世纪荷马史诗《奥德赛》告诉我们：“她把一种药物放在他们喝的酒里以缓解所有的痛苦和愤怒，忘却所有的遗憾。”1804 年，吗啡从鸦片植物中被分离出来，它是最具活性的生物碱。1874 年二乙酰吗啡和海洛因（众所周知制造和销售海洛因是非法的）由吗啡合成而来，1898 年由拜耳公司开始销售。自 1900 年代中期，制药公司已经开发出许多合成阿片类药物。最初这些合成的阿片类药物开发和批准治疗晚期肿瘤疼痛。医生与患有其他类型的慢性疼痛患者，在制药公司的积极鼓励下，开始对这些由其他病因导致的慢性疼痛使用阿片类药物。对于我们的经历和医生治疗而言，慢性疼痛都是具有挑战性的。我们应该特别关注当我们医生开具治疗疼痛的阿片类药物，除非我们患有癌症或严重的疾病（如最近的一次手术或者重大创伤）。如果把阿片类药物当做我们的“亲密朋友”，那么我们获得的风险可能远远超过我们的获益。

使用阿片类药物有成瘾的副作用，甚至死亡。长期使用阿片类药物可能造成身体和心理上的成瘾性。突然停止使用可能导致戒断症状。常见的阿片类药物的不良反应包括便秘、嗜睡、口干、瘙痒、恶心、呕吐和性功能障碍。使用过量会导致意识下降，心跳和呼吸频率变慢，在极端的情况下会导致死亡。与无医疗补助的人群相比，有医疗补助的人群往往面临阿片类药物过量的风险。当同时使用酒精、抗抑郁药或镇静剂时，风险会增加。还有许多其他问题，其中包括：

- 可能产生耐药性。随着时间的推移身体逐渐适应药物，需要更高的剂量以产生同样的疗效；
- 阿片类药物使用可能会产生对疼痛严重的敏感性即痛觉过敏；
- 对于男性而言，长期使用低剂量的睾酮激素会导致骨质疏松症和肌肉无力。在美国阿片类药物滥用会导致上瘾和死亡；

• 自 2003 年以来，过量使用阿片类药物导致的死亡已经超过使用海洛因和可卡因；

• 2010 年在美国阿片类药物的过量使用造成 16 651 人死亡，这是 1999 年因过量使用这些药物导致 4000 人死亡的四倍；

• 2010 年美国规定阿片类药物成人治疗剂量是：二氢可待因酮标准的剂量是 5mg（当与对乙酰氨基酚结合后经常作为维柯丁®出售），每 4 小时一次，使用 3 周；

• 大多数非医疗补助的人使用为其他人开的阿片类处方药物；

• 一小部分美国医生会造成绝大部分问题。只有 3% 的美国医生负责开出近 62% 的阿片类止痛药处方；

• 已经证明有 9%~41% 慢性疼痛的病人在滥用阿片类药物；

一些医生认为他们开出这些处方是正确的。

如果阿片类药物能够减少痛苦和增加我们的活动，对于我们中的部分人来说可能是合适的。但一般来说，尤其是长期使用阿片类药物，痛苦缓解的程度会降低，而面临的风险是巨大的。有以下情况风险会增加，包括：

• 酒精、阿片、烟草或其他物质滥用病史

• 长期使用苯二氮䓬类（地西泮，公认的商品名叫安定®）或其他形式镇静剂的病史

• 人格障碍

• 抑郁或其他心理障碍

• 远离我们的工作超过六个月以上的病史

• 过去对阿片类药物反应不佳的病史

如果我们服用阿片类药物或医生建议我们服用阿片类药物时我们应该做些什么？我们要认识到阿片类药物治疗有着严重的风险和许多可能的不良反应。在开始使用阿片类药物之前我们要寻求其他方法治疗慢性疼痛。我们可以用更安全的替代药物，包括：非麻醉剂止痛剂（如对乙酰氨基酚），非甾体类抗炎药（如布洛芬和萘普生），治神经源性疼痛药和抗抑郁药。治疗神经源性疼痛的药物是用来减少神经的活动性和如下疾病有关的疼痛的高过敏性，如：带状疱疹，糖尿病性神经疼痛以及某些其他神经性疾病。抗抑郁药往往有助于减少慢性疼痛，帮助睡眠和改善功能。我们可能会发现锻炼或治疗方法如认知行为疗法有助于缓解疼痛。如果我们确定使用阿片类药物能使我们获益

就应该使用时间尽可能短。我们应该询问医生针对阿片类药物的使用他们遵循什么临床指南。美国职业与环境医学大学制订的《阿片类药物的长期使用指南》是优秀的指南，可提供我们的医生使用。

我们应该期望医生先对疼痛主诉进行仔细评估，获取全面的病史，彻底进行全身体格检查，记录功能性的缺陷并生成相应的生理和心理评估报告。他们需要跟我们讨论阿片类药物治疗的潜在益处和风险。我们应该期待使用治疗上的协议书以记录下我们的理解和期望。我们应该期待进行如下的随访检查，如：不良反应和功能能力的变化。我们应该期待被帮助并尽快停止阿片类药物使用。

医生怂恿下的阿片类药物滥用——在美国大多数阿片类药物的处方是由一小部分医生开具的。更少数医生为阿片类处方药物运营商“mills 药丸”出售巨大数量的处方疼痛药物以换取巨大的利润。在一个州，甚至是附近的州，虽然处方是一个很小的数量但剂量很大，这可以推动阿片类药物的使用，阿片类成瘾以及剂量过量导致死亡。“mills 药丸”被确定为疼痛诊所提供给成瘾者的主要阿片类药物，而经销商往往没有足够资质，即使有的话，也欠缺医疗上的原由，评估或随访。他们所谓的“病人”往往是进行非法销售和分销(称为转移)的鸦片制剂的瘾君子。疼痛诊所出售大量的处方药在佛罗里达、德克萨斯和可能存在的其他地方都有报道。

医生配药——塔米在停车场她自己的车里待着，突然感到车身震动，同时听到了碰撞声。她的小汽车被比她的车重得多的福特牌 F- 150 皮卡车撞上了。卡车的司机是一个十几岁的男孩。他显然没有看见身后的塔米的车，就在塔米通过她的镜子看着他的整个过程时，他直接向后倒车碰上了她的车。当时塔米十分慌乱，她不能确定是否遇到了麻烦。塔米如释重负地发现，除了在保险杠上有些深划痕和磨损的痕迹外，她的老牌丰田花冠车看起来挺好的。塔米今年 37 岁，从来没有任何重大健康问题。她不经常服用药物。她希望她没有受伤。塔米和那个司机交换了保险信息。她知道她的州规定，未成年司机造成的车辆事故要按“无过失方”原则处理。她直接开车回家了，没有感到去看病的必要。第二天早上，塔米感到脖子僵硬。她对她的朋友简提及这场事故，简考虑塔米可能得了“颈部扭伤”，一年前简曾面临同样的状况直到现在这个病还困扰着她。简建议塔米去找创伤恢复中心的约翰逊医生看病，他是简的一个律师朋友推荐给她的。在同一天约翰逊医生就与塔米见面了，他确认了“颈部扭伤”这一诊断。他告诉塔米这种损伤需要数月时间才能愈合，甚至可能会有后遗症。由于实际上塔米是无可奈何地目睹整个事故发生的全过程，约翰逊医生也担心塔米可能患有创伤后应激障碍。约翰逊医生安排塔米在他的创伤康复中心接受每周三天的室内身体和推拿治疗服务。

约翰逊医生给塔米开了几种药物，并为了方便直接从他的办公室取药。他告诉塔米他会和她的保险公司打招呼的。约翰逊医生给塔米开了两种非甾体抗炎药来帮助她缓解疼痛，一种是肌肉松弛剂以减少由抗炎药引起的胃部不适，一种是抑制胃酸分泌复合药。约翰逊医生让塔米放心，如果她的痛苦还没有很快止住的话，他就会给她开更强一些的阿片类药物止痛药。这是塔米第一次直接从医生的办公室取得药物。免去药店的麻烦，她以为所有患者都是这样做。她很吃惊她需要这么多不同的药物，但她的医生的确显得很关心她的健康。在塔米访问约翰逊医生的两周后，她的保险公司收到由第三方记账机构寄来的账单。账单上显示塔米已经使用了双氯芬酸（一种非甾体抗炎药——“NSAID”），金额为 200.74 美元；萘普生（另一个非甾体类抗炎药），金额为 188.16 美元；肌安宁（肌肉松弛剂），金额为 277.47 美元；奥美拉唑（减少由非甾体类抗炎药引起的胃病），金额为 367.11 美元，总计 1033.48 美元。塔米从未见过该账单。塔米不知道从药店中购买她的这些药物平均价格是 261.16 美元。她也不知道约翰逊医生为她购买药物的实际成本只有 33.42 美元。

为了节省他的办公室在账单方面的开支，约翰逊医生将塔米账单的 70%，约 723.44 美元，卖给医疗账单公司，由该账单公司收取塔米的保险费。约翰逊医生为塔米供应药品的利润是每个月 690.02 美元。塔米需要恢复的时间越长，约翰逊医生通过给塔米提供药物的利润就越大。如果约翰逊医生的创伤复苏中心有 200 例患者，每个月需要类似的或更多的药物，这些处方不包括需要支付给约翰逊医生或者身体按摩治疗这部分，就为创伤恢复中心创造了每年超过 165 万美元的利润。我们怎么知道这些治疗是否正确？我们可用循证医学治疗指南作为标准来判断治疗方法是否是“合理的、适当的和必要的”。从指南和大多数医生建议来看：约翰逊医生给塔米开的处方是不合理的、不合适的也是没有必要的。但是塔米怎么知道这些情况？塔米得的病是“颈部扭伤”，她颈部的肌肉轻微拉伤。考虑到碰撞力很小，她的车受损很小就证明了这一点，塔米有望不用就医就能很快恢复。塔米却使用四种药物：两种处方非甾体消炎药，一种肌肉松弛剂——肌安宁，一种胃酸分泌抑制剂——奥美拉唑。她不需要这些药。正如大多数所接受的医疗标准一样，塔米只需要服用温和的对乙酰氨基酚等非处方止痛药(通常作为泰诺出售®)。对乙酰氨基酚通常是初始治疗急性疼痛的首选。使用多种药物会增加药物的副作用和药物之间相互作用的风险。除了成本问题外,获取药物渠道是从医生的办公室取还是从常规药店取是有区别的:当药物从药店取,尤其是在我们同时取其他所有药的常规药店取药时,会有一个更大的机会来了解任何药物之间潜在的相互作用。医生分配药物的渠道有着广泛的历史,可追溯到一百年前。零售药店的发达兴起终止了医生分配药的渠道并成为获取药物的主要渠道。在州和国家这两个层面配药渠道的需求成倍增加,可用药物数量的增加如此之大,以至于任何一名医生都难以完整地存储所有药物。今天,由医生分发的药物通常不会给我们带来便利,只会让我们的医生赚钱。即使我们不直接支付我们的药物费用,最终我们都需要支付被抬高的费用,这些收费会反映在我们的保险费用和税收上。

介入法治疗疼痛

介入法治疗疼痛是使用注射和其他治疗方法减少疼痛。有时它们可能是管用的,但有时却是无效的。治疗注射是医生的一个重要的收入来源,这可能会影响他们的决定。我们要确保提供的这些治疗是有循证医学依据的。典型的脊髓麻醉有特定的适应证,并且只有在经过适当的评估和尝试其他替代疗法无效的情况下使用。大多数注射治疗只能缓解症状,无助于解决根本问题。

手术

有一些手术可能对我们的身体健康至关重要。但有一些手术可能不会。再一次重申,这一切都取决于我们的具体情况。与任何其他治疗一样,第一步应该明确我们存在的问题。除非我们有突发和严重的问题,诸如:气道阻塞、严重骨折、严重烧伤、大面积切割伤并伴广泛出血、主要内脏器官损伤或内部出血、大范围播散的感染或其他严重的问题,大多数外科手术是“可选择的”。选择性外科手术意味着我们可以选择做或不做,我们要花时间仔细考虑我们的决定。

通常我们总是想先探讨非手术医疗措施。如果我们的疾病没有合理的非手术的替代措施,或者尝试了非手术的替代措施却没有效果以及循证医学支持进行外科干预,那么我们可以认真考虑手术。我们要永远记住一句老话“如果我们手上唯一的工具是锤子,那么我们将把一切都当钉子对待。”这句话特别适用于拥有锤子的人通过使用锤子来获取收入。当我们咨询医生时，要表达我们的关注：我们需要预期他们可能相信手术会是最好的选择，这正是他们所知道的且通过这个治疗可以给他们带来收入。当我们考虑手术时，我们可以考虑从成功的手术中可以获得什么好处，我们也必须考虑到任何手术所面临的风险，可能出现的并发症，如术后感染和体内瘢痕化，任何全身麻醉的手术都涉及小概率的但是却有死亡的风险。

当医生建议进行选择性外科手术时，应该咨询其他医生的意见，这两医生之间应该没有任何关系。如果意见不同，我们可以寻求第三个医生的意见，以便我们达到一些共识。做任何外科手术，我们都应选择最熟练的医生，因为他们做得例数多，经验丰富。例如，如果我们有腕管综合征的话，通常我们想请手外科医生而不是普通外科医生来做手术。寻求不同专业医生的意见是有益的，他们将从不同的角度观察同样的问题，并从不同的经验方面受益。例如，物理医学与康复医生可能提供与脊柱外科医生不同的看法。

医疗设备

医生可以使用或推荐各种医疗设备。一个医学设备是任何用于疾病的诊断或治疗设备、植入、仪器或其他类似的工具。医疗设备范围从简单的木制压舌板到复杂可编程的芯片化计算机技术设备。与药物不一样，医疗设备的作用原理是通过电气、机械、物理或热的过程。像药品一样，医疗器械可能提供给我们巨大的利益，有时它们也可能会伤害到我们。医疗设备规定的治疗并不总是有益的或像广告宣传的那样安全。即使由最好的制造商制造，也有大疗设备被召回，包括人工髋部、心脏支架、心脏起搏器被召回。其中最严重的召回涉及外科手术植入装置，通常带有巨大风险和巨大的痛苦。

当医生开出医疗设备时，我们应该质疑为什么需要这些东西，特别是如果在第一次看病时他们对我们这样做和从他们的办公室发放给我们医疗设备。被处方的设备可能与后背吊带、“治疗性”枕头一样简单或与药物泵、脊髓刺激器一样复杂。我们应该仔细检查我们的问题和情况，考虑循证医学是否支持这样的设备。正如上面所讨论的关于医生发配药物一样，我们应注意可能的利害关系如我们的医生为何直接开医疗设备处方或他们的经济利益所在。当我们面对不确定性时，正如我们通常会遇到的，这个设备没有涉及手术，进行初步试验检测是完全合适的。我们应尽全力去尝试区分是在功能上的任何真正改善还是可能由于安慰剂效应导致我们的痛苦减少。当面临不确定性时，

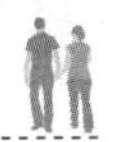

使用外科植入式装置时我们应特别小心。许多手术植入的设备对我们的身体而言是单向不可逆的改变。我们永远不会完全确定任何决定——任何涉及医疗设备的操作可以为我们提供巨大的实际利益——但是做出关于手术植入医疗设备的这一决定应该是小心翼翼的。

辅助技术

辅助技术(包括自适应和康复)是指通过所使用的装置使得有或没有残疾的人实现更大的独立性。辅助技术包括帮助我们维持或改善功能的任何硬件、软件或其他产品。现代科学在硬件和软件上已经取得了惊人的进步,帮助我们减少损伤和残疾之间的差距。截肢的手臂,手和腿被越来越复杂的假肢所取代——这些最新的复杂技术大幅度地改善了功能。有些新设计的装置如支架、助步车、轮椅(手动和助力)可以增加活动性。沟通方式的改善既可能会通过低技术如纸板或模糊的毛毡做的通信板来实现,也可以通过高技术如屏幕阅读器和通信系统实现。如果我们处理重大损伤问题时,我们想探索新的辅助技术以及它是如何帮助我们的,我们可以把辅助技术工业协会的网站(www.atia.org)作为一个开端。

我们应该怎么做?

我们需要始终控制好我们的健康和卫生保健。医生需要尊重我们的人格否则我们可以寻找新的医生。医生需要表示出对有关症状的同情心,以及表达出兴趣以帮助评估和管理我们的疾病。我们应该坚持以证据为基础,以功能化为导向治疗相关身体、心理或精神方面的疾病。我们的第一个目标必须保持被允许和以积极角色来管理我们的健康。在这种增加我们的控制和减少我们的痛苦态度下达到我们的治疗。它有助于提高我们处理症状的能力和实现最大化的功能。而当今天的医学知识不可能完成治疗时,如果症状不能被治愈的话,我们对任何治疗的目标必须是使功能化和控制化达到最大程度。

当诊断是常见和能治愈的时候,或者有的诊断是不太常见或是无法治愈的疾病被排除的时候,我们应当安心。医生需要知道何时停止检查或停止无效的治疗方法。有时因原因不明的问题无休止的检查和多次的转诊只会增加我们对不明疾病的担忧和恐惧。医生需要考虑可能的心理或精神障碍(特别是人格障碍或抑郁)——即使当我们可能不会接受听到这样的诊断。这些疾病可以与身体问题共存。我们的医生应该考虑可能出现的问题以及同时伴随的愤怒、操纵或动机，即使我们可能不会接受听到这样的担忧。一些医生首先必须加强他们“无害原则是第一要务”的决心。他们的主要目标必须始终是帮助我们关注改善功能和降低风险。

我们应该期待我们所有的卫生保健提供者之间的协作和一个共同理解的生物心理社会的方法。我们的卫生保健提供者必须涉及我们的治疗，帮助我们建立目标，并鼓励我们继续回到我们最喜欢的活动和工作中。

朱绪辉 译

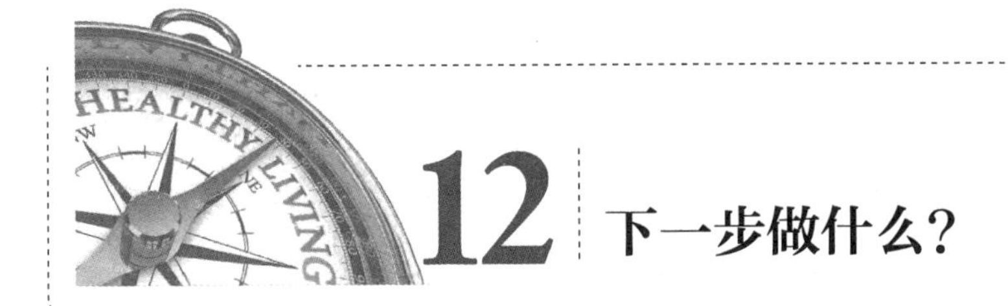

12 下一步做什么？

在每一步诊疗过程中对信息的需求为我打开了一个全新的世界。

我已经学会了用知识武装自己，避免让别人利用以及如何达到我的目标。

现在我必须尽我所能来分享这些感悟。

本书提供了一些从伤害或疾病中康复的原则：

- 掌控我们的生活和健康
- 保持积极向上
- 与遵循循证医学和基于数据用药的医生交往
- 从“生物心理社会”的角度看问题
- 权衡检查和治疗的风险和益处
- 专注于一个健康的身体、心态和精神
- 选择明智的生活方式包括锻炼，合理膳食和健康习惯
- 权衡律师参与的风险和收益
- 与其他医疗参与者合作，避免不必要的冲突
- 尽可能地继续我们的工作。

只有我们使用这些准则他们才会有效——并且不停地使用它们。如果这样做，我们才有可能体验健康和快乐的生活。我们不能阻止衰老，但是身体健康能减缓机能衰退带来的变化，并且给我们一个更高质量的生活。

除了审视我们每个人对自己的伤病、残疾问题可以做的事情之外，正如本书所做的，我们还需要问自己作为一个社会人在这些问题方面我们还能做什么？正如个人优点和缺点往往从童年开始，社会性的优点和缺点在几十年前就开始塑造这个社会和国家，直到问题暴露并且变得显著。

社会问题的核心解决方法不会来自医学；而是来自于我们每个人都参与文化和社会的改良的最终合力。

我们需要的是明确建立在循证医学上的伤病治疗康复计划。我们需要一个有效准确的信息流，在雇主、卫生保健提供者、保险公司和我们自己之间进行交流。我们都需要共同努力，实现我们体验至上的健康和快乐的生活。

我们必须避免不必要地把自己或让他人不必要地把自己归为伤病和残疾的一类。如果社会随意接受非真正残疾的人为残疾身份，越来越多的人将被归为残疾。

我们必须改变目前健康与残疾的体制现状，以及改变商业、政府、保险、法律和医疗联合驱动这个体制的现状。目前，在美国，某些健康维护组织（HMOs）似乎正在解决前面提到的许多问题。如果我们能看到许多目前存在的和有益的政策是由这些健康维护组织的精英所制定的，并广泛地被医疗机构所采用，那该多好啊。我们需要为所有参与者制定不同的奖励机制，这样我们将关注健康和功能而不是程序和残疾。我们想活动就活动，想工作就工作。

我们相信自己并且目标坚定，开始扬帆启程。我们接受所面临的任何挑战。掌控自己的生活！

李彦生 译（朱绪辉 审校）

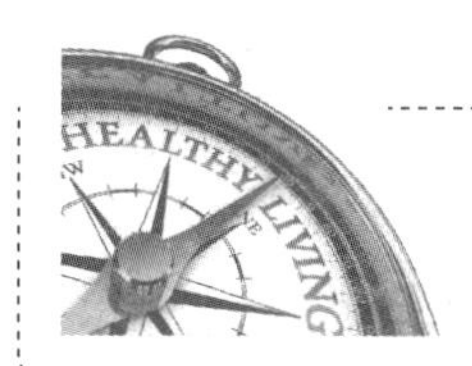

致　谢

我无法用言语表达对我的妻子凯茜的感谢，感谢她对我的爱、关怀和支持。我特别感激我的家人——我的孩子明迪、艾莉森、吉娜，我的兄弟马丁和尼尔，我的父母琼和肯。他们给我提供了极好的学习体验和增强了我对生活真谛的理解。感谢这些年来对我一直鼓励和支持的亲戚和朋友。

特别感谢我的编著者 Robert Aurbach，JD；David DePaolo，JD；Kimberly George；Les Kertay，PhD；Norma Leclair，PhD；Steve Leclair，PhD；Preston H. Long，PhD，DC；Jon Seymour，MD；Bob Steggert 和 Jaco Van Delden，PT。他们的洞察力和友谊值得特别的赞赏。

我的许多同事和其他人培养了我对这些问题的理解，并提供建设性的反馈意见。这么多年来，我已无法将在这些人中谁提供了指导和鼓励，谁提供意见反馈在手稿中区别开来。特别是我要感谢 Lani Abrigana；George Azsoth；Steven Babitsky，JD；Kit Beuret；Lei Brady；Francis Brewer，DC；Lee Brown，RN；Ken Burtness；David Butts；Jennifer Christian，MD；Marianne Cloeren，MD；Alan Colledge，MD；Gary Cox，RN；Stephen Demeter，MD，MPH；Anne Deschene；Lorne K. Direnfeld，MD；John Endicott，MD；John Enright；Lee H. Ensalada，MD，MPH；Julie Gilbert；William Gilmour；Marcos Iglesias，MD，MMM；Todd Ingram，JD；Steve Katz；Chuck Kelley，MD，MPH，MBA；Kimberly Lund，DO；Eileen Marx；Paul McNaughton；Kent Peterson，MD；William Pipkin，JD；Sili G. Raab；Henry Roth，MD；Ian B. Scott；Michael Sheppard，DC；Mora Stanley；James Talmage，MD；David Torrey，JD；Craig Uejo，MD，MPH；John Valente，JD；Averyl Wallis 和 Pamela Warren，PhD。这里有这么多的人积极影响了我的生活，谢谢你们。

感谢 Marlin Ouverson 富有创造力和远见的外观设计，我尤其欣赏他出色的网站开发工作。同时还要感谢 Buzz 和 Jodi Belknap 制作书的电子文档版本，Mary Harper 编辑索引，Powell Berger 校对样稿。

我真正要感谢这些灵感来源自 Lou Darnell，Gregory Gadson，Bethany

Hamilton, Craig MacFarlane, Victor Marx, Mile Stojkoski, Caroline Sylva, Nick Vujicic,受伤并截肢的战士垒球队成员和无数的人,尽管充满挑战,仍然证明了他们具有快乐和富有成效地生活的能力。

我要感谢檀香山市第一基督教长老会的成员所提供的见解和支持,以及在实践合作伙伴联合会(Praxis Partners Consortium)工作的同事。

克里斯托弗·R·布里格姆　　欧胡岛(夏威夷群岛之一),2014

我想感谢第一作者克里斯托弗·R·布里格姆博士的创造力和努力,对他而言,这本著作是对漫长而备受尊敬的职业生涯和解决几十年所关注问题的一项总结成果。为这部书工作是一个富有特权的工作。

我也要感谢我的许多同事这几十年来的帮助指导和指引我的职业生涯所努力的方向。没有他们所提供的机会和经验,我就根本无法协助布里格姆博士把这本著作介绍给那些将从中受益的广大读者。

亨利·班尼特　　欧胡岛(夏威夷群岛之一),2014

朱绪辉 译

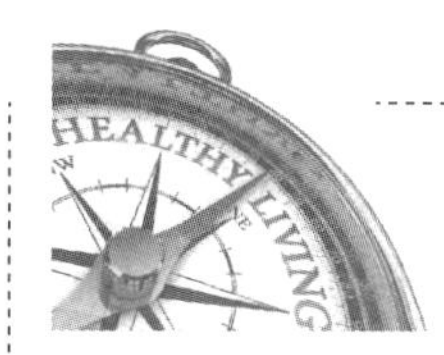

资 源

Internet Resources

Quality of the health information found on the Internet varies greatly. The following free websites are highly regarded within the medical community and are widely used to identify useful clinical information. Commercial websites may also provide valuable clinical information with a paid subscription or on a fee-for-use basis.

Visit http://www.livingabled.com for current links.

Free Evidence-based Medicine and Treatment/Practice Guidelines

- The Cochrane Collaboration—http://www.cochrane.org/
- Informed Medical Decisions Foundation—http://www.informedmedicaldecisions.org/
- MDGuidelines—http://www.mdguidelines.com/
- National Guideline Clearinghouse—http://www.guideline.gov/

Free Health Information

- MedlinePlus—http://www.nlm.nih.gov/medlineplus/
- Medscape—http://www.medscape.com/
- Merck Manuals—http://www.merckmanuals.com/
- UpToDate—http://www.uptodate.com/home/patient-searchwidget/
- WebMD—http://www.webmd.com/

Free Medical Literature

- Educus—http://www.educus.com/
- PubMed—http://www.ncbi.nlm.nih.gov/pubmed/

Free and Useful Resources

- *ACPA Resource Guide to Chronic Pain Medications and Treatment*— **http://www.theacpa.org/Consumer-Guide**
- Body Mass Index Calculator—http://www.cdc.gov/healthyweight/

assessing/bmi/adult_bmi/english_bmi_calculator/bmi_calculator.html

- Choosing a Doctor or Healthcare Service—http://www.nlm.nih.gov/medlineplus/choosingadoctororhealthcareservice.html
- Pain Management—http://www.swedish.org/media-files/documents/pain-and-headache-center/stomp-booklet.aspx
- State Workers' Compensation Officials posted by U.S. Department of Labor—http://www.dol.gov/owcp/dfec/regs/compliance/wc.htm

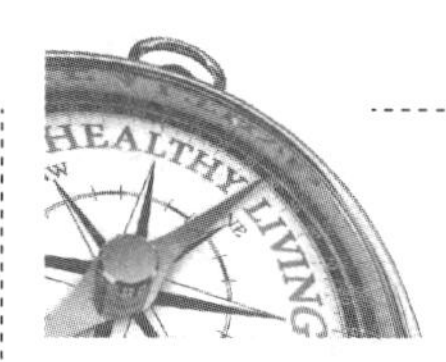

参考文献

*Primary references are indicated with authors' names in **bold**.*
Visit http://www.livingabled.com/ability-health-resources/bibliography/ for these and more hyperlinked references.

Abramson, J. 2005. *Overdosed America: The Broken Promise of American Medicine*. New York: Harper Perennial.

Alcabes, P. 2009. *Dread: How Fear and Fantasy Have Fueled Epidemics From the Black Death to Avian Flu*. New York: PublicAffairs.

Angell, M. 2004. *The Truth About the Drug Companies: How They Deceive Us and What to Do About It*. New York: Random House.

Bailey, E. 2011. *The Patient's Checklist: 10 Simple Hospital Checklists to Keep You Safe, Sane and Organized*. New York: Sterling.

Barsky, A.J., and **E.C. Deans.** 2006. *Stop Being Your Symptoms and Start Being Yourself*. New York: Collins.

Baur, S. 1988. *Hypochondria: Woeful Imaginings*. Berkeley, CA: University of California Press.

Bausell, R.B. 2007. *Snake Oil Science: The Truth About Complementary and Alternative Medicine*. New York: Oxford University Press.

Black, C.M. 2008. *Working For a Healthier Tomorrow*. London: The Stationery Office.

Bortz, W.M. 2011. *Next Medicine: The Science and Civics of Health*. New York: Oxford University Press.

Brawley, O.W. 2011. *How We Do Harm: A Doctor Breaks Ranks About Being Sick in America*. New York: St. Martin's Griffin.

Brownlee, S. 2007. *Overtreated: Why Too Much Medicine is Making Us Sicker and Poorer*. New York: Bloomsbury.

Cantor, C., with B.A. Fallon. 1996. *Phantom Illness: Shattering the Myth of Hypochondria*. Boston: Houghton Mifflin Company.

Carlat, D. 2010. *Unhinged: The Trouble with Psychiatry—A Doctor's Revelations About a Profession in Crisis*. New York: Free Press.

Cohen, E. 2010. *The Empowered Patient: How to Get the Right*

Diagnosis, Buy the Cheapest Drugs, Beat Your Insurance Company, and Get the Best Medical Care Every Time. New York: Ballantine Books Trade Paperbacks.

Conrad, P. 2007. *The Medicalization of Society: On the Transformation of Human Conditions into Treatable Disorders.* Baltimore, MD: Johns Hopkins University Press.

Coulter, A. 2011. *Engaging Patients in Health Care.* Maidenhead, Berkshire, UK: Open University Press.

Deyo, R.A., and D.L. Patrick. 2005. *Hope or Hype: The Obsession with Medical Advances and the High Cost of False Promises.* New York: AMACOM.

Dineen, T. 2001. *Manufacturing Victims: What the Psychology Industry is Doing to People.* Third Edition. Montreal: Robert Davies Multimedia.

Doidge, N. 2007. *The Brain That Changes Itself: Stories of Personal Triumph from the Frontiers of Brain Science.* New York: Penguin Books.

Donoghue, P.J., and **M.E. Siegel.** 2000. *Sick and Tired of Feeling Sick and Tired: Living with Invisible Chronic Illness.* New Edition. New York: W.W. Norton.

Dossey, L. 1996. *Prayer Is Good Medicine: How to Reap the Healing Benefits of Prayer.* San Francisco: HarperSanFrancisco.

Dossey, L. 1999. *Reinventing Medicine: Beyond Mind-Body to a New Era of Healing.* San Francisco: HarperSanFrancisco.

Dyer, W.W. 2007. *Change Your Thoughts—Change Your Life.* Carlsbad, CA: Hay House.

Edwards, A., and G. Elwyn. 2009. *Shared Decision-Making in Health Care: Achieving Evidence-Based Patient Choice.* Second Edition. New York: Oxford University Press.

Elliott, C. 2010. *White Coat, Black Hat: Adventures on the Dark Side of Medicine.* Boston: Beacon.

Feinberg, S., with M. Leong, J. Christian, C. Pasero, A. Fong, and R. Feinberg. 2014. *ACPA Resource Guide to Chronic Pain Medication and Treatment.* Rocklin, CA: American Chronic Pain Association.

Foreman, J. 2014. *A Nation in Pain: Healing Our Biggest Health Problem.* New York: Oxford University Press.

Fox, M.J. 2009. *Always Looking Up: The Adventures of an Incurable Optimist.* New York: Hyperion.

Frances, A. 2013. *Saving Normal: An Insider's Revolt Against Out-*

of-Control Psychiatric Diagnosis, DSM-5, Big Pharma, and the Medicalization of Ordinary Life. New York: William Morrow.

Geyman, J. 2008. *The Corrosion of Medicine: Can the Profession Reclaim Its Moral Legacy?* Monroe, MA: Common Courage.

Gibson, R., and **J.P. Singh.** 2010. *The Treatment Trap: How the Overuse of Medical Care is Wrecking Your Health and What You Can Do to Prevent It*. Chicago: Ivan R. Dee.

Goldacre, B. 2010. *Bad Science: Quacks, Hacks, and Big Pharma Flacks*. Reprint edition. New York: Faber and Faber.

Goldacre, B. 2013. *Bad Pharma: How Drug Companies Mislead Doctors and Harm Patients*. New York: Faber and Faber.

Greenberger, D., and C. Padesky. 1995. *Mind Over Mood: Change How You Feel by Changing the Way You Think*. New York: Guilford.

Groopman, J. 2005. *The Anatomy of Hope: How People Prevail in the Face of Illness*. Reprint edition. New York: Random House Trade Paperbacks.

Groopman, J. 2007. *How Doctors Think*. New York: Houghton Mifflin Company.

Groopman, J., and **P. Hartband.** 2011. *Your Medical Mind: How to Decide What is Right For You*. New York: Penguin Books.

Hadler, N.M. 2004. *The Last Well Person: How to Stay Well Despite the Health-Care System*. Montreal: McGill-Queen's University Press.

Hadler, N.M. 2008. *Worried Sick: A Prescription for Health in an Overtreated America*. Chapel Hill, NC: University of North Carolina Press.

Hadler, N.M. 2009. *Stabbed in the Back: Confronting Back Pain in an Overtreated Society*. Chapel Hill, NC: University of North Carolina Press.

Hadler, N.M. 2011. *Rethinking Aging: Growing Old and Living Well in an Overtreated Society*. Chapel Hill, NC: University of North Carolina Press.

Hadler, N.M. 2013. *The Citizen Patient: Reforming Health Care for the Sake of the Patient, Not the System*. Chapel Hill, NC: University of North Carolina Press.

Halligan, P.W., and M. Aylward, eds. 2006. *Power of Belief: Psychosocial Influence on Illness, Disability, and Medicine*. Oxford, UK: Oxford University Press.

Hanscom, D. 2012. *Back in Control: A Spine Surgeon's Roadmap Out of Chronic Pain*. Seattle: Vertus.

Helge, D. 1998. *Transforming Pain Into Power: Making the Most of Your Emotions*. Ontario, OR: Shimoda.

Horwitz, A.V. 2002. *Creating Mental Illness*. Chicago: University of Chicago Press.

Howard, P.K. 1994. *The Death of Common Sense: How Law is Suffocating America*. New York: Warner Books.

Howard, P.K. 2001. *The Collapse of the Common Good: How America's Lawsuit Culture Undermines Our Freedom*. New York: Ballantine.

Howard, P.K. 2009. *Life Without Lawyers: Liberating Americans From Too Much Law*. New York: W.W. Norton.

Hughes, R. 1993. *Culture of Complaint: The Fraying of America*. New York: The New York Public Library and Oxford University Press.

Illich, I. 2002. *Limits to Medicine: Medical Nemesis—The Expropriation of Health*. London: Marion Boyars.

Illich, I., I.K. Zola, J. McKnight, J. Caplan, and H. Shaiken. 2010. *Disabling Professions*. London: Marion Boyars.

Johnson, S.K. 2008. *Medically Unexplained Illness: Gender and Biopsychosocial Implications*. Washington, DC: American Psychological Association.

Justice, B. 2000. *Who Gets Sick: How Beliefs, Moods, and Thoughts Affect Your Health*. Second edition. Houston, TX: Peak.

Kaminer, W. 1993. *I'm Dysfunctional, You're Dysfunctional: The Recovery Movement and Other Self-Help Fashions*. New York: Vintage.

Kassirer, J.P. 2005. *On the Take: How Medicine's Complicity with Big Business Can Endanger Your Life*. New York: Oxford University Press.

Kent, D., and K.A. Quinlan. 1996. *Extraordinary People With Disabilities*. New York: Children's Press.

Lane, C. 2007. *Shyness: How Normal Behavior Became a Sickness*. New Haven, CT: Yale University Press.

Law, J. 2006. *Big Pharma: Exposing the Global Healthcare Agenda*. New York: Carroll and Graf.

Long, P. 2002. *The Naked Chiropractor: Insider's Guide to Combating Quackery and Winning the War Against Pain*. Tempe, AZ: Evidence-Based Health Services.

Long, P. 2013. *Chiropractic Abuse: An Insider's Lament*. New York: American Council on Science and Health.

Luskin, F. 2002. *Forgive for Good: A Proven Prescription for Health and Happiness.* New York: HarperCollins.

Luskin, F., and K.R. Pelletier. 2005. *Stress Free for Good: 10 Scientifically Proven Life Skills for Health and Happiness.* San Francisco: HarperSanFrancisco.

Mahar, M. 2006. *Money-Driven Medicine: The Real Reason Health Care Costs So Much.* New York: Collins.

Makary, M. 2012. *Unaccountable: What Hospitals Won't Tell You and How Transparency Can Revolutionize Health Care.* New York: Bloomsbury.

Malleson, A. 2002. *Whiplash and Other Useful Illnesses.* Montreal: McGill-Queen's University Press.

Manu, P., ed. 1998. *Functional Somatic Syndromes: Etiology, Diagnosis, and Treatment.* Cambridge, UK: Cambridge University Press.

McMahon, B.T., and L.R. Shaw. 2000. *Enabling Lives: Biographies of Six Prominent Americans with Disabilities.* Boca Raton, FL: CRC.

Melhorn, J.M., J.B. Talmage, W.E. Ackerman, and M.H. Hyman, eds. 2014. *AMA Guides to the Evaluation of Disease and Injury Causation.* Second edition. Chicago: American Medical Association.

Moynihan, R., and **A. Cassels.** 2005. *Selling Sickness: How the World's Biggest Pharmaceutical Companies Are Turning Us All Into Patients.* New York: Nations.

Neel, A.B., and **B. Hogan.** 2012. *Are Your Prescriptions Killing You? How to Prevent Dangerous Interactions, Avoid Deadly Side Effects, and Be Healthier with Fewer Drugs.* New York: Atria.

Null, G. 2009. *Death by Medicine.* Mt. Jackson, VA: Pratikos.

Organization for Economic Co-Operation and Development. 2003. *Transforming Disability Into Ability: Policies to Promote Work and Income Security for Disabled People.* Paris: Organisation for Economic Co-Operation and Development.

Petersen, M. 2008. *Our Daily Meds: How the Pharmaceutical Companies Transformed Themselves Into Slick Marketing Machines and Hooked the Nation on Prescription Drugs.* New York: Sarah Crichton.

Pope, A.M., and A.R. Tarlov, eds. 1991. *Disability in America: Toward a National Agenda for Prevention.* Washington, DC: National Academy Press.

Reeve, C. 2002. *Nothing is Impossible: Reflections on a New Life.* New

York: Ballantine.

Register, C. 1987. *The Chronic Illness Experience: Embracing the Imperfect Life*. Center City, MN: Hazelden.

Reid, T.R. 2010. *The Healing of America: A Global Quest for Better, Cheaper, and Fairer Health Care*. New York: Penguin Books.

Rogers, R., ed. 1988. *Clinical Assessment of Malingering and Deception*. New York: Guilford.

Rondinelli, R.D., E. Genovese, R.T. Katz, T.M. Mayer, K. Mueller, M.I. Ranavaya, and C.R. Brigham, eds. 2008. *Guides to the Evaluation of Permanent Impairment*. Sixth edition. Chicago: American Medical Association.

Rothschild, B. 2000. *The Body Remembers: The Psychophysiology of Trauma and Trauma Treatment*. New York: W.W. Norton.

Salerno, S. 2005. *Sham: How the Self-Help Movement Made America Helpless*. New York: Three Rivers.

Sampson, W., and **L. Vaughn.** 2000. *Science Meets Alternative Medicine: What the Evidence Says About Unconventional Treatments*. Amherst, NY: Prometheus.

Sarno, J.E. 1991. *Healing Back Pain: The Mind-Body Connection*. New York: Warner Books.

Sarno, J.E. 1998. *The Mindbody Prescription: Healing the Body, Healing the Pain*. New York: Warner Books.

Sarno, J.E. 2006. *The Divided Mind: The Epidemic of Mindbody Disorders*. New York: ReganBooks.

Satel, S. 2000. *PC, M.D.: How Political Correctness is Corrupting Medicine*. New York: Basic Books.

Scaer, R.C. 2007. *The Body Bears the Burden: Trauma, Dissociation, and Disease*. New York: Routledge.

Sharpe, V.A., and A.I. Faden. 1998. *Medical Harm: Historical, Conceptual, and Ethical Dimensions of Iatrogenic Illness*. Cambridge, UK: University of Cambridge Press.

Shorter, E. 1992. *From Paralysis to Fatigue: History of Psychosomatic Illness in the Modern Era*. New York: Free Press.

Showalter, E. 1997. *Hystories: Hysterical Epidemics and Modern Media*. New York: Columbia University Press.

Singh, S., and **E. Ernst.** 2008. *Trick or Treatment: The Undeniable Facts About Alternative Medicine*. New York: W.W. Norton.

Sommers, C.H., and S. Satel. 2005. *One Nation Under Therapy: How the Helping Culture is Eroding Self-Reliance*. New York: St.

Martin's Griffin.

Sparrow, M.K. 2000. *License to Steal: How Fraud Bleeds America's Health Care System*. Boulder, CO: Westview.

Strand, R.D. 2003. *Death by Prescription: The Shocking Truth Behind an Overmedicated Nation*. Nashville, TN: Thomas Nelson.

Sykes, C.J. 1992. *A Nation of Victims: The Decay of the American Character*. New York: St. Martin's.

Szasz, T.S. 1974. *The Myth of Mental Illness: Foundations of a Theory of Personal Conduct*. Revised edition. New York: Perennial Library.

Szasz, T.S. 2007. *The Medicalization of Everyday Life*. Syracuse, NY: Syracuse University Press.

Talmage, J.B, J.M. Melhorn, and **M.H. Hyman,** eds. 2011. *AMA Guides to the Evaluation of Work Ability and Return to Work*. Second edition. Chicago: American Medical Association.

Ubel, P. 2006. *You're Stronger than You Think: Tapping Into the Secrets of Emotionally Resilient People*. New York: McGraw-Hill.

Ubel, P.A. 2012. *Critical Decisions: How You and Your Doctor Can Make the Right Medical Choices Together*. New York: HarperOne.

Vujicic, N.J. 2010. *Life Without Limits: Inspiration for a Ridiculously Good Life*. New York: Doubleday Religion.

Vujicic, N. 2012. *Unstoppable: The Incredible Power of Faith in Action*. Colorado Springs, CO: Waterbook Press.

Waddell, G. 1998. *The Back Pain Revolution*. Edinburg: Churchill Livingston.

Waddell, G., and **M. Aylward.** 2009. *Models of Sickness and Disability*. London: Royal Society of Medicine Press.

Waddell, G., M. Aylward, and P. Sawney. 2002. *Back Pain, Incapacity for Work, and Social Security Benefits: An International Literature Review and Analysis*. London: Royal Society of Medicine Press.

Waddell, G., and **A.K. Burton.** 2006. *Is Work Good for Your Health and Well-being?* London: UK Stationary Office.

Warren, P.A. 2011. *Behavioral Health Disability: Innovations in Prevention and Management*. New York: Springer.

Warren, R., D. Amen, and M. Hyman. 2013. *The Daniel Plan*. Grand Rapids, MI: Zondervan.

Weintraub, M.I., ed. 1995. "Malingering and Conversion Reactions." *Neurologic Clinics* 13 (2): May.

Welch, H.G., L.M. Schwartz, and **S. Woloshin.** 2011. *Overdiagnosed: Making People Sick in the Pursuit of Health*.

Boston: Beacon.

Wen, L., and **J. Kosonosky.** *When Doctors Don't Listen: How to Avoid Misdiagnoses and Unnecessary Tests.* New York: Thomas Dunne.

Wennberg, J.E. 2010. *Tracking Medicine: A Researcher's Quest to Understand Health Care.* New York: Oxford University Press.

Whitaker, R. 2002. *Mad in America: Bad Science, Bad Medicine, and the Enduring Mistreatment of the Mentally Ill.* New York: Basic Books.

Whitaker, R. 2010. *Anatomy of an Epidemic: Magic Bullets, Psychiatric Drugs, and the Astonishing Rise of Mental Illness in America.* New York: Broadway Paperbacks.

Wunderlich, G.S., D.P. Rice, and N.L. Amado, eds. 2002. *The Dynamics of Disability: Measuring and Monitoring Disability for Social Security Programs.* Washington, DC: National Academy Press.